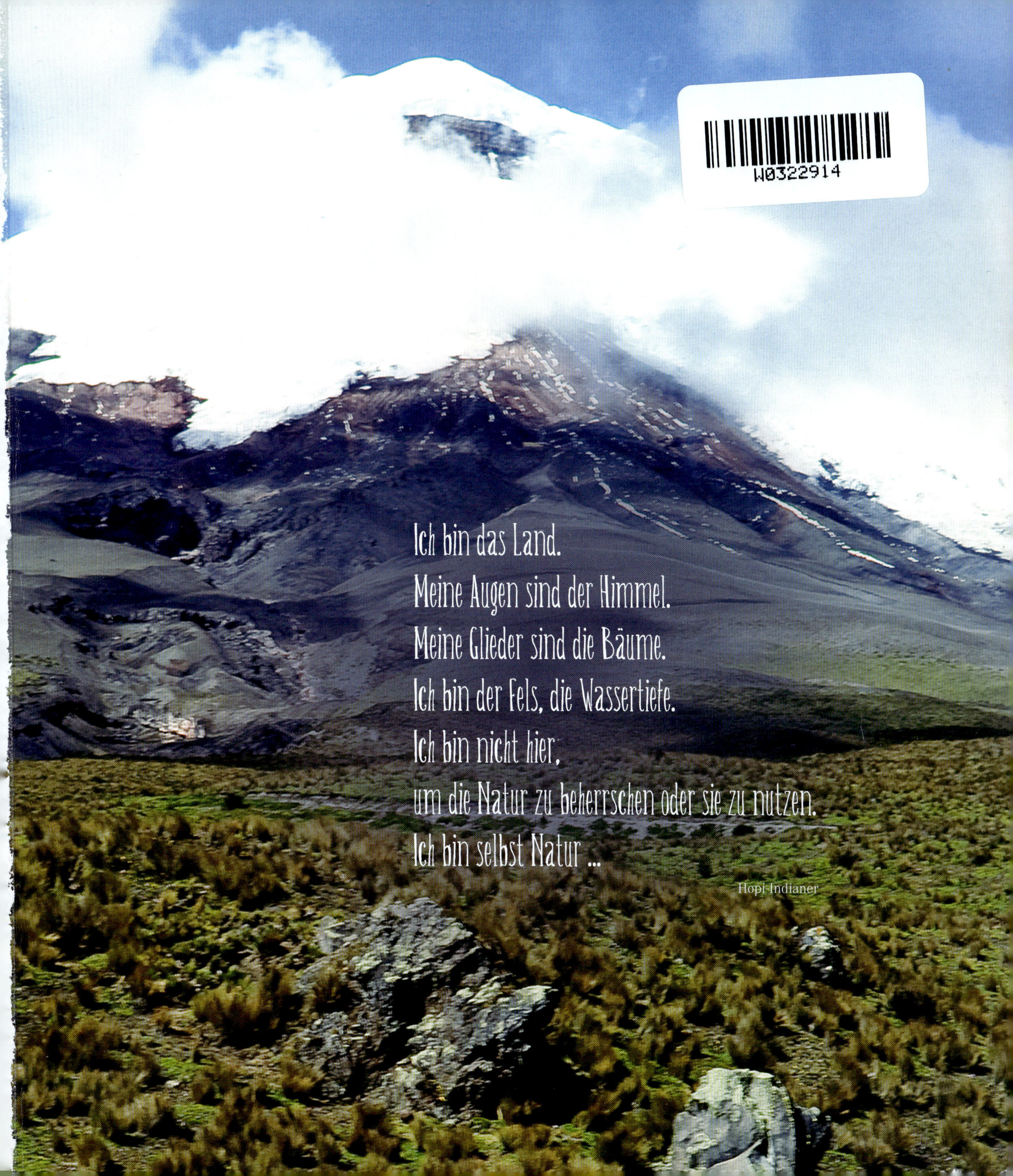

Ich bin das Land.
Meine Augen sind der Himmel.
Meine Glieder sind die Bäume.
Ich bin der Fels, die Wassertiefe.
Ich bin nicht hier,
um die Natur zu beherrschen oder sie zu nutzen.
Ich bin selbst Natur ...

Hopi-Indianer

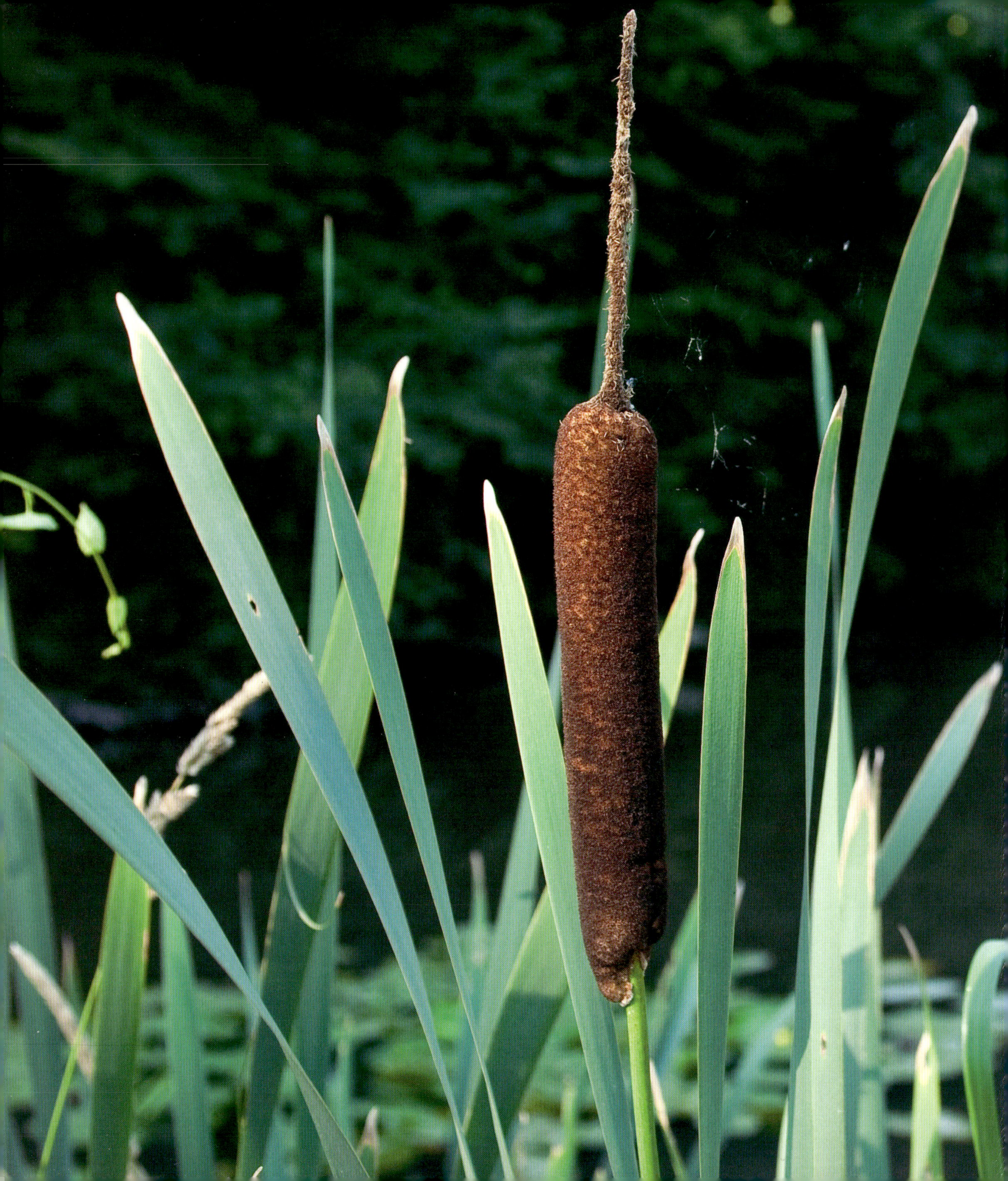

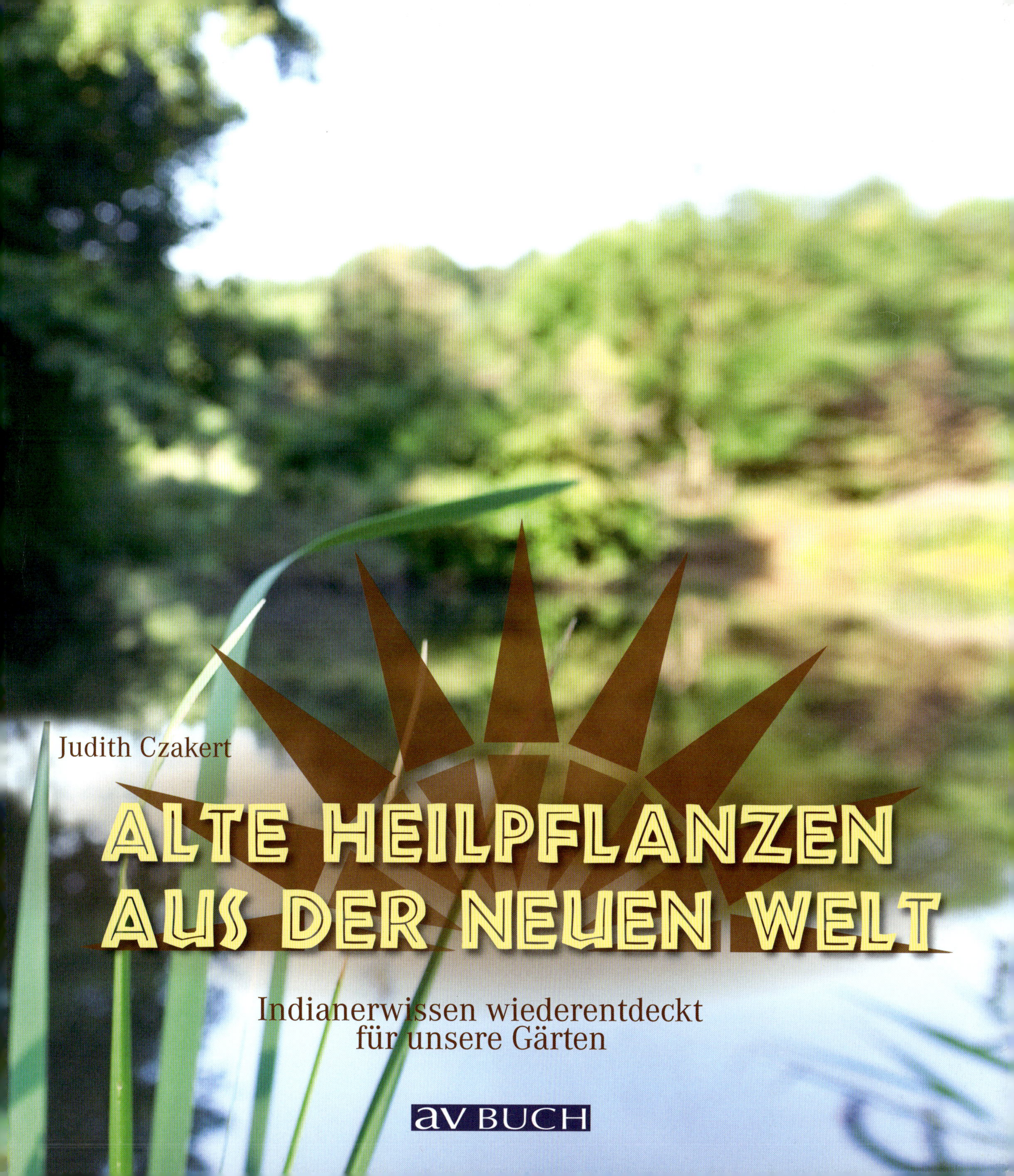

Judith Czakert

ALTE HEILPFLANZEN AUS DER NEUEN WELT

Indianerwissen wiederentdeckt
für unsere Gärten

av BUCH

Bildquellen

Umschlag: R. König/F. Hecker

Inhalt: F. Hecker: Seite 6,10, 11 oben und unten, 14, 18 oben und unten, 19 unten, 20, 23, 26, 27, 30, 32, 33, 36, 39, 41 oben und unten, 43, 44 rechts, 47, 48 oben und unten, 49 oben, 50, 51 oben, 52, 54, 58, 62, 64 unten, 66 unten, 68, 69, 74, 76, 80, 83, rechts oben, 84, 90, 91

R. König/F. Hecker: Seite 13, 17, 24, 31 unten, 34 unten, 42, 46, 49 unten, 51 unten, 53, 57, 59, 60, 65, 66 oben, 72, 79 rechts und links, 83 links und rechts unten, 86, 88 unten, 89, 92 oben

R. Spohn/F. Hecker: Seite 8, 19 oben, 22, 28 oben und unten, 29, 31 oben, 34, 38, 45, 55, 56, 64 oben, 75, 85, 88 oben, 92 unten

F. Sauer/F. Hecker: Seite 44 links, 77, 78, 81

H. Pirc: Seite 35

Impressum

Sturzgasse 1a, A-1141 Wien
buch@avbuch.at, Internet: www.avbuch.at

Deutsche National Bibliothek – CIP-Einheitsaufnahme
Die Deutsche National Bibliothek verzeichnet diese Publikationen in der Deutschen Nationalbibliografie; detaillierte bibliografische Daten sind im Internet über http://dnb.ddb.de abrufbar.

Projektleitung: Brigitte Millan-Ruiz, avBUCH
Redaktion: Christine Weidenweber, Weibersbrunn, www.verbene.eu
Layout, Satz und Bildbearbeitung: Ravenstein + Partner, Verden
Bildreproduktion: Hantsch & Jesch PrePress Services OEG, Wien

Druck und Bindung: AV+Astoria, Wien
Printed in Austria

ISBN: 978-3-7040-2356-8

INHALT

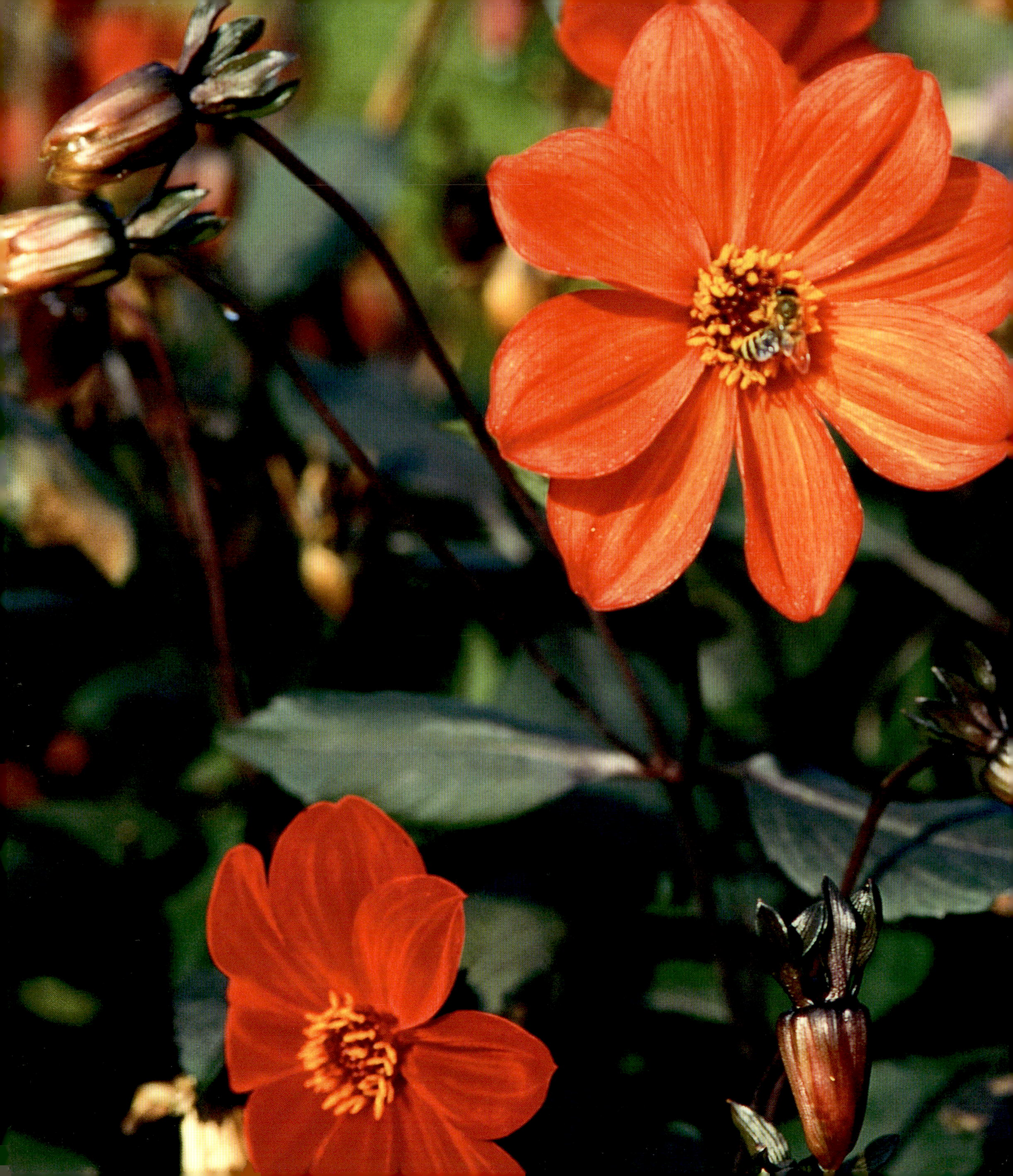

VORWORT

Gehen wir einmal – und das kommt wahrscheinlich gar nicht so häufig vor – mit offenen Augen durch Wald und Flur und den Garten, so geraten wir nicht selten ins Staunen: Es ist eine wahre Pracht, welche Farben- und Formenvielfalt sich darbietet, wie viele unzählige verschiedene Pflanzen es gibt. Manche, die auffälligen großen, sind uns wohlbekannt, andere entdecken wir vielleicht zum ersten Mal bewusst.
Man könnte meinen, diese Pflanzen gibt es schon seit Urzeiten, sie waren schon immer bei uns zu Hause, haben mitunter zwar spezielle Vorlieben, was den Boden, die Sonne und das Wasser betrifft, aber es sind allesamt europäische Pflanzenkinder. Doch das stimmt nicht! Selbst die Kartoffel, der Mais, die Dahlie und die Sonnenblume stammen ursprünglich aus Amerika. Erst als mutige Pflanzensammler sich auf den Weg in fremde Länder machten, brachten sie die Gewächse mit in ihre Heimat. In botanischen Gärten wurden sie gehegt und gepflegt und gelangten ganz allmählich auch in unsere Gärten und sogar in die freie Natur. Wir haben diese Pflanzen lieb gewonnen – doch kennen wir sie wirklich?
Die Ureinwohner Amerikas waren die ersten Menschen, die sich über Jahrhunderte mit den Pflanzen ihrer Umgebung vertraut gemacht haben. Durch ihre Verehrung der Natur und das Bewusstsein, selbst ein Stück Natur zu sein, ergründeten sie die Gewächse, erkannten ihre Fähigkeiten und lernten sie zu nutzen. Sie waren nicht nur Nahrungsquelle, sondern vor allem auch Heilpflanzen, denen verschiedenste Kräfte innewohnten.
Es lohnt sich, mehr über die uns ans Herz gewachsenen „grünen Einwanderer“ und ihre heilenden Kräfte zu erfahren. Die Pflanzen unserer Umgebung bekommen auf diese Weise einen ganz neuen Stellenwert!
Kommen Sie mit auf eine Reise durch Zeit und Raum, um den Garten mit seinen Gewächsen wieder neu zu entdecken, und lassen Sie sich inspirieren, einiges selbst auszuprobieren.

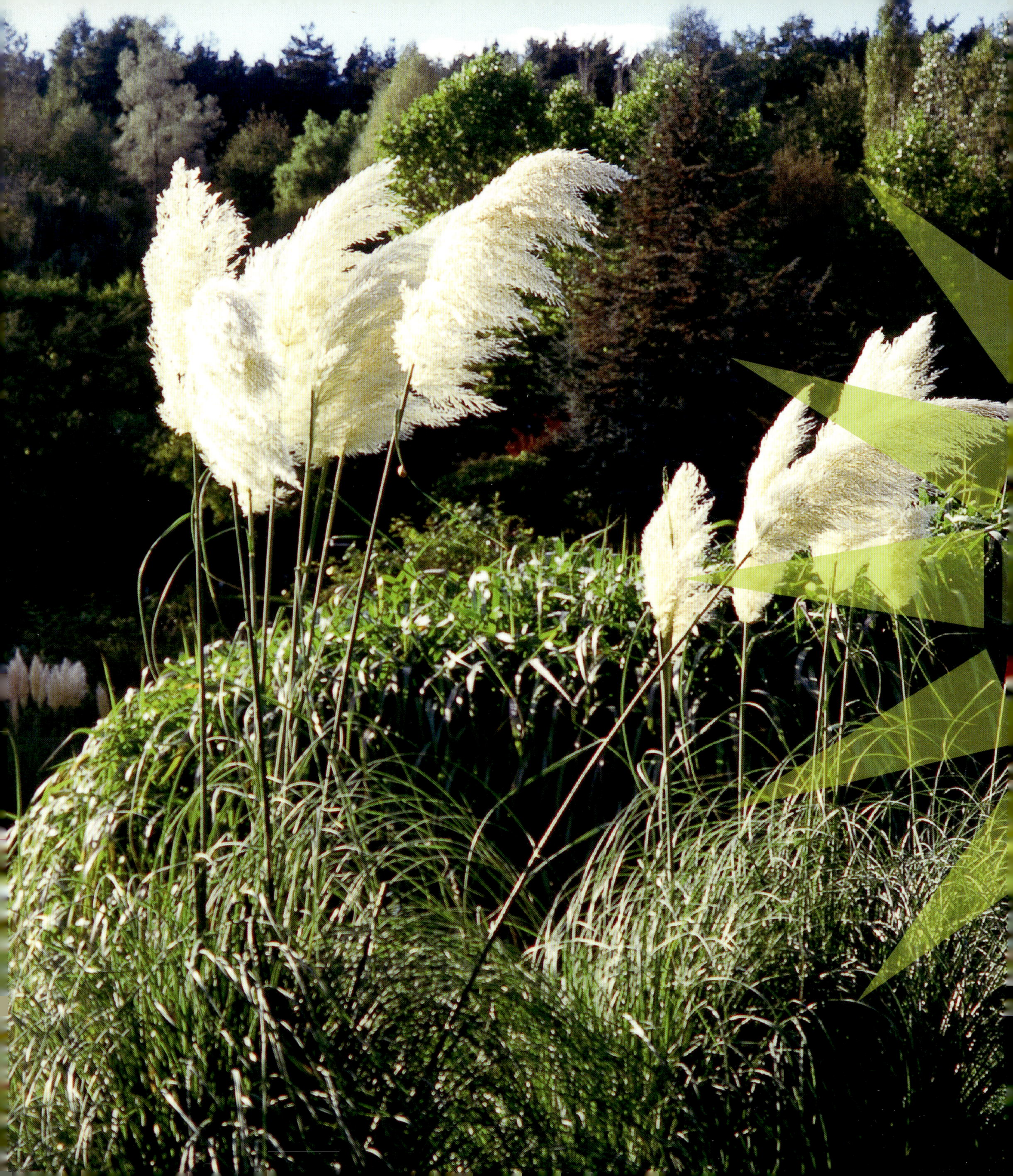

WOHER SIE KOMMEN – WOHIN SIE GEHEN

Die Pflanzenvielfalt in unseren Gärten ist fast unüberschaubar; unzählige uns vertraute Zierpflanzenarten, Gemüse, Sträucher und Bäume, deren Namen wir gut kennen, sind in unseren Gefilden heimisch. Doch der Schein trügt, denn die meisten Arten stammen gar nicht aus unseren Klimaten, sondern wurden von Amerika aus in der Welt verteilt. Für die Ureinwohner des Kontinents waren die Pflanzen nicht nur Nahrungsquelle, sondern Teil ihrer besonderen Lebensphilosophie und mit einer unerschöpflichen Heilkraft ausgestattet, die heute mehr denn je an Aktualität gewinnt.

Auch aus einem anderen Grund lohnt es sich, die heimisch gewordenen Fremden näher zu betrachten, kommen sie doch häufig aus Vegetationszonen, die dem sich langsam verändernden Klima entsprechen. Sie sind Überlebenskünstler und könnten bei uns immer wichtiger werden.

DIE PFLANZENWELT UNSERER GÄRTEN

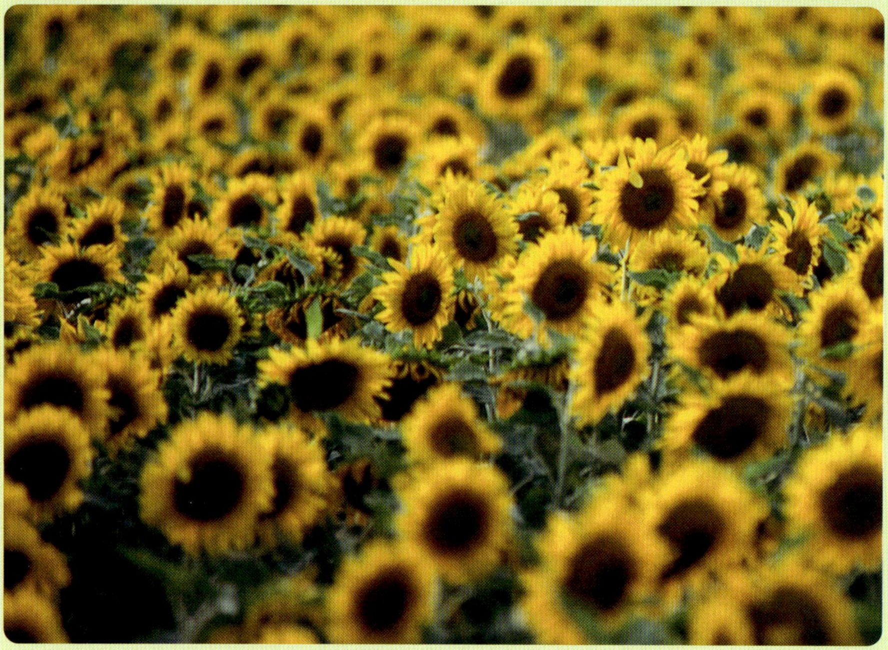

Die Sonnenblume ist ein Kind Amerikas. Unsere Gärten und Felder wären ohne sie um eine gewaltige Farbenpracht ärmer.

Welch eine Artenvielfalt können wir heutzutage in unseren heimischen Gärten bewundern! Pflanzen aus der ganzen Welt treffen sich dort – sorgsam kultiviert mit dem Wissen um ihre individuellen Bedürfnisse und Ansprüche. In botanischen Gärten oder gut ausgestatteten Privatgärten gelangen Gewächse aus der ganzen Welt auf kleinstem Raum zu Blatt und Blüte. Die exotischsten und sonderbarsten Pflanzen befinden sich dadurch direkt in unserer Reichweite. Wir können sie aus der Nähe betrachten, sie fühlen, riechen und bestaunen. Unbekannte Pflanzen gibt es für uns nicht mehr viele. Und in Erstaunen versetzen uns nur noch wenige. So war es nicht immer!

Der Entdeckergeist vergangener Zeiten

Es gab Zeiten, in denen die Anzahl der verschiedenen Gewächse in Europa überschaubar schien. Das Leben der Pflanzen war damals noch recht unbekannt. Heute dagegen ist die weltweite Flora kein unergründetes Geheimnis mehr. Ausgiebig erforscht gibt es kaum Gattungen oder Arten, die wir nicht kennen. Wir verdanken diesen Umstand Botanikern, Forschern und Pflanzensammlern, die ihr Leben aufs Spiel setzten, um neue Pflanzen aufzuspüren und zu untersuchen. Oft brachten sie Teile ihres Forschungsmaterials und deren Samen mit nach Europa. Mit dem Zugriff auf fremde Pflanzen begann eine Sammelleidenschaft in Gärtnerkreisen, die bis heute anhält. Es wurde und wird getauscht, verkauft, gesät und gezüchtet, was das Zeug hält. Dem Drang, mit Pflanzen zu experimentieren, ist es zu verdanken, dass die europäische Fauna heute so vielseitig ist.

„... Wir haben seit unserem hiesigen Aufenthalte in dieser Provinz über 1600 Pflanzen getrocknet, gegen 600 größtentheils neue, unbekannte und kryptogamische (wie Flechten und Moose) beschrieben und die schönsten Muscheln und Insekten gesammelt ...“, berichtet Alexander von Humboldt in Briefen um 1799 von Expeditionen nach Südamerika.

Altvertraut – weit gereist

Doch wo liegt der eigentliche Ursprung so vieler mittlerweile heimischer Pflanzen? Die Vorfahren unzähliger uns heute bekannter und vertrauter Gewächse kommen aus Amerika. Sie mussten eine lange Reise über das Meer auf sich nehmen, um ihre Wurzeln in europäischen Boden schlagen zu können. Als Beispiel sei die uns wohlbekannte Sonnenblume genannt: Sie bedeckte einst in 67 verschiedenen Arten die Steppen Nordamerikas. Gemeinsam mit Gräsern und anderen wilden Korbblütlern beugte sich die gelbe Pracht auf der ungeschützten Fläche in rauen Windböen. Heute gelten die einjährige Sonnenblume (*Helianthus annus*) und der Topinambur *(Helianthus tuberosus)* in Europa als beliebte Zierblumen und wichtige Kulturpflanzen. Sie verleihen den heimischen Feldern eine beeindruckende Leuchtkraft.

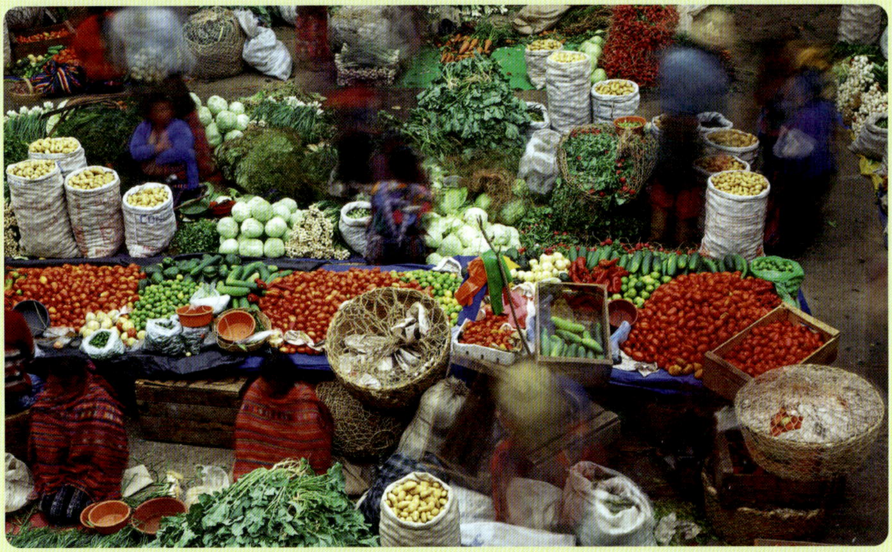

Ein reichhaltigeres Angebot an Obst und Gemüse ist kaum denkbar.

Schätze aus Amerika

Dass viele der amerikanischen „Einwanderer" heute unsere Gärten und die Natur mit Farben und Düften erfüllen und dass wir unseren reichhaltigen vegetarischen Speisenplan ebenfalls diesen Pflanzen zu verdanken haben, ist unbestreitbar. Viele der aus Amerika stammenden Nutzpflanzen zählen heute zu unseren Grundnahrungsmitteln. Ohne sie wären die europäische Küche und die gesamte europäische Kultur undenkbar! Nicht umsonst nennt man sie auch „Grünes Gold". Mit Handel und Verkauf wurde und wird viel Geld verdient. Doch die Gewächse aus den verschiedenen amerikanischen Vegetationszonen bergen noch ganz andere Geheimnisse, die es zu entdecken gilt.

Traditionelle Pflanzenverwendung in indianischen Kulturen ...

Was wir Europäer erst vor einigen Hundert Jahren nach und nach zu schätzen gelernt haben, ist den Ureinwohnern Amerikas schon lange vertraut und bekannt. Vertrauter vielleicht, als es uns jemals sein wird. Denn die amerikanischen Indianervölker hatten einen völlig anderen Zugang zur Umwelt und auch zu den Pflanzen, die sie umgaben. Die Urvölker waren angewiesen auf die Früchte der Natur, auf Flora und Fauna ihrer Umgebung. Sie waren sich darüber bewusst, dass die Kraft der Natur sie ernähren, aber ebenso auch töten konnte. Dementsprechend achtungsvoll gingen sie mit Pflanzen und Tieren um. Ihre jahrhundertlange mündlich überlieferte Erfahrung im Umgang mit Pflanzen ermöglichte ein ausgefeiltes Wissen um deren Inhalte, die Wirkungen und Wachstumsbedingungen. Indianer versuchten den „Charakter" einer Pflanze zu erkennen, ihren „Geist" wahrzunehmen und sie dementsprechend ehrenvoll zu behandeln.

... und was wir damit zu tun haben

Das traditionelle Wissen der Indianervölker Amerikas über ihre einheimischen Pflanzen und deren Heilkräfte ist in Europa weitestgehend unbekannt. Mit dem Untergang der alten indianischen Kulturen seit der Besiedlung Amerikas verschwanden nach und nach die traditionellen Heilmethoden und Rituale auch aus dem Alltag der Völker.

Auch Tabak, der hier zur Trocknung aufgehängt wurde, ist eine Pflanze Amerikas.

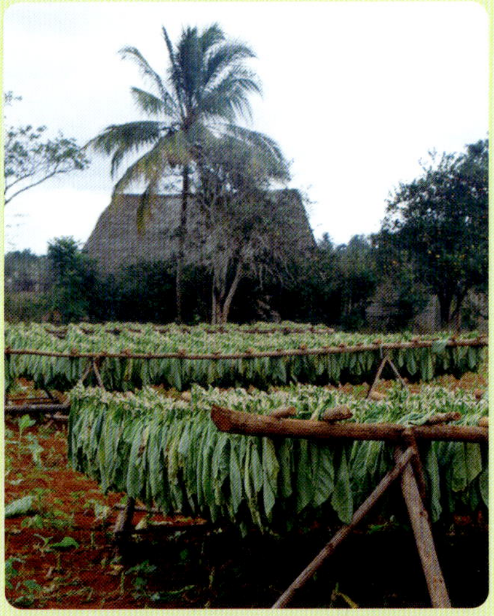

Vergleichbar sind die alten indianischen Heilmethoden vielleicht am ehesten mit der viel jüngeren modernen Homöopathie. Auch die indianischen Völker heilten „Ähnliches mit Ähnlichem“ und erfüllten damit einen der Grundsätze der Homöopathie.

INDIANISCHE HEILMETHODEN

Heute zeichnet sich wieder ein verstärktes Interesse an Alternativen zur Schulmedizin ab. Ganzheitliche Heilmethoden, die nicht nur Krankheitssymptome bekämpfen, sondern nach der Ursache eines Leidens suchen, gelangen wieder in das allgemeine Interesse. Die Krankheit soll an der Wurzel gepackt und beseitigt werden.

Neue Möglichkeiten entdecken

In Zeiten der Hektik und des psychischen Drucks, dem wir täglich ausgesetzt sind, scheint der Wunsch nach Harmonie und Balance zu wachsen. Die Suche nach einem individuellen Lebensplan beschäftigt viele Menschen. Wer sich mit der indianischen Heilsphilosophie beschäftigt, wird schnell erfahren, dass sie unzählige Anregungen für diese Suche geben kann, wenn sie sich auch nicht exakt auf unsere Kultur übertragen lässt.

Heilige Medizin

Es ist nicht ausgeschlossen, dass Indianer Pflanzenwirkungen nutzten, die uns bis heute unbekannt sind. Damals war es definitiv so: Als die ersten Siedler und Siedlerinnen mit Sack und Pack in Amerika eintrafen, wurden sie mit unbekannten Krankheiten konfrontiert. Ihr medizinisches Wissen reichte nicht aus, um allen Leiden erfolgreich zu trotzen. Indigene Völker hingegen wussten um wirkungsvolle Heilkräuter und lindernde Pflanzenkräfte. Oft halfen sie bei der Behandlung kranker Siedler – ihre „Medizin“ jedoch gaben sie selten preis, denn sie war geheiligt. So mussten sich die neuen Bewohner des Kontinents das Wissen um die Heilkräfte der Pflanzen selbst erschließen.

Der ethnobotanische Blick

Auch ohne ausgeprägtes Interesse an Heilung ist es aufschlussreich, die traditionelle Anwendung von Pflanzen aus Amerika kennenzulernen. Es eröffnet einen Blick auf fremde Kulturen und andere Möglichkeiten im Umgang mit der Natur, die hierzulande nicht – oder selten – praktiziert werden. Jeder Blick auf Fremdes erweitert gleichzeitig die Sicht auf das Eigene.

ANPASSUNGSFÄHIGE PFLANZEN

Das Klima ändert sich, darüber sind sich Experten einig. Es wird größere Hitzeperioden geben, dann wieder starke Regenfälle, Stürme – Extreme werden zunehmend die Regel sein und nicht die Ausnahme. Nur Pflanzen, die sich anpassen können und mit extremen Witterungsbedingungen zurechtkommen, werden sich auf Dauer etablieren. Vertreter der amerikanischen Steppen und anderer Klimazonen Amerikas sind dazu in der Lage und könnten auch bei uns das Rennen machen.

Schon erprobt

Die drohende Klimaveränderung wird sich auch auf die Pflanzenwelt Europas auswirken. Gerade in Zeiten der klimatischen Veränderung auf der Erde kann es von Nutzen sein, Wirkung und Ansprüche von Pflanzen unter neuen Gesichtspunkten in Augenschein zu nehmen. Die unterschiedlichen Vegetationszonen Amerikas könnten bei einem Klimawandel in Europa als Vorlage für neue Anbaumethoden von hierzulande nicht – oder selten – kultivierten Pflanzen genutzt werden. Die Steppenpflanzen Nordamerikas sind beispielsweise wahre Überlebenskünstler. Ebenso gibt es eine zähe Höhenvegetation und Tropenpflanzen, die imstande sind, sowohl mit Hitzeperioden als auch mit Nässe und Kälte zurechtzukommen.

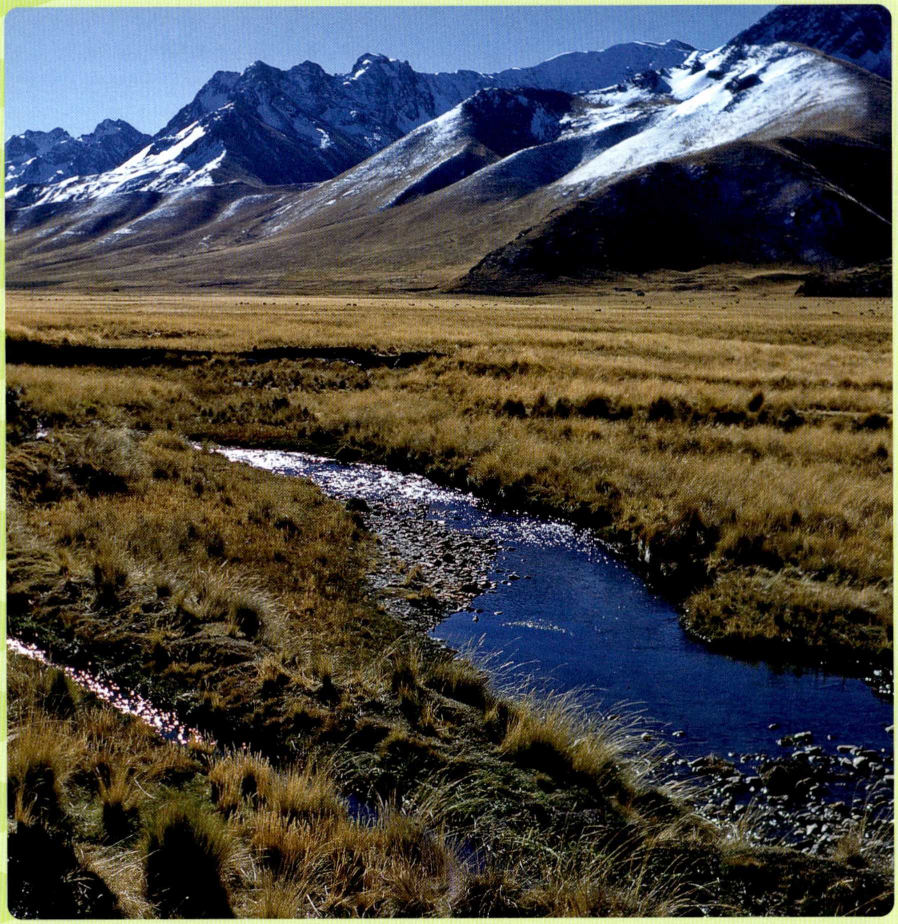

Planzen, die in dieser Landschaft gedeihen, können „Einiges" vertragen.

Vielleicht wird es schon in einigen Jahren notwendig sein, den Pflanzenanbau in Europa neu zu überdenken. Wenn das Klima sich verändert, muss die Vegetation den Umständen so gut als möglich angepasst werden. Selbst wenn die Szenarien von Wüstenlandschaften mitten in Europa niemals eintreffen werden, schadet die theoretische Beschäftigung mit fremden Vegetationen nicht, sondern trägt nur dazu bei, Wissen und Kenntnis zu erweitern.

Gibt es „Indianer" wirklich?

Der Begriff „Indianer" ist keine korrekte Bezeichnung für eine Bevölkerungsgruppe, da er viele unterschiedliche Kulturen und Gesellschaften unkritisch zusammenfasst. Im Rahmen dieses Buches wird der Begriff trotzdem verwendet, und zwar als Überbegriff für die verschiedenen Kulturen und Stämme amerikanischer Ureinwohner.
Alternative und korrektere Bezeichnungen sind:
indigene Völker, erste Amerikaner, Nativ Americans, Ureinwohner.
Mit „Indios" sind indianische Völker Mittel- und Südamerikas gemeint. Zwar werden sie auch „Indianer" genannt, jedoch bezieht sich diese Bezeichnung eher auf nordamerikanische Stämme, wobei die Inuit (Eskimos) nicht zu dieser Gruppe gehören.

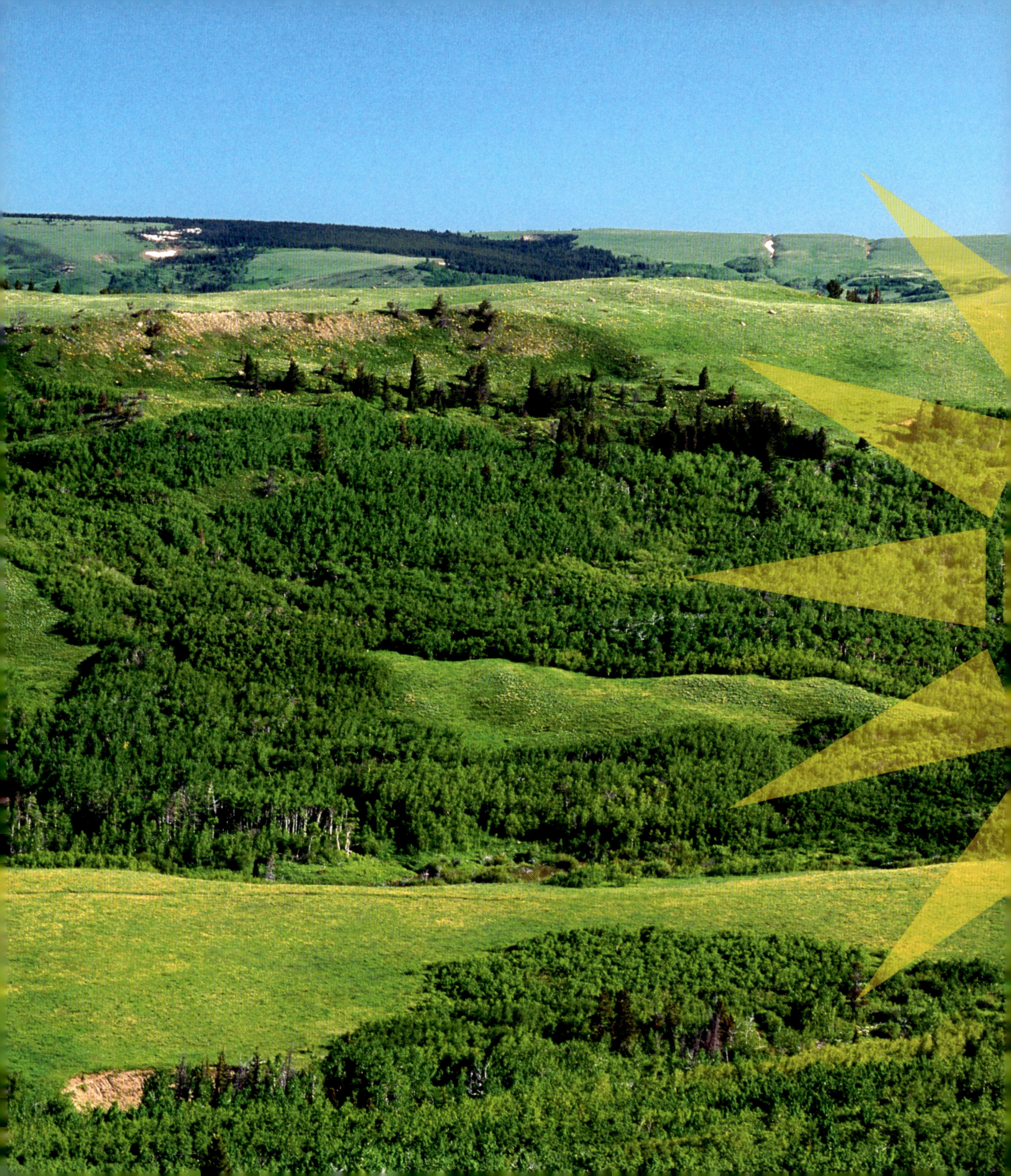

DIE LANGE REISE
DER AMERIKANISCHEN PFLANZEN
NACH EUROPA

Heute können wir uns kaum noch vorstellen, wie mühsam es vor wenigen Jahrhunderten war, fremde Länder zu bereisen, unter extremen Bedingungen Pflanzen zu entdecken und nach Europa zu verfrachten. Nicht selten kamen die Sammler nicht zurück. Doch nachdem ein wahres Sammelfieber für exotische Pflanzen entbrannt war, machten sich einige mutige und abenteuerlustige Männer auf den Weg, neben botanischen Raritäten auch Ruhm und Anerkennung zu erlangen. Sie machten unglaubliche Entdeckungen und wurden als Helden in ihrer Heimat gefeiert.
Ohne diese Entdecker wären unsere Gärten heute nicht so artenreich und unser Speiseplan womöglich um einiges ärmer.

SEHEN LERNEN

Die Vielfalt der europäischen Flora, die wir beständig bewundern und genießen dürfen, ist für uns so alltäglich, dass wir ihr kaum noch Beachtung schenken. Schweifende Blicke lassen sich nur selten von herkömmlichen Feld- und Wiesenkräutern fangen. Oft reagieren wir sogar gereizt auf sogenannte Unkräuter, die sich anmaßen, sorgfältig angelegte Beete zu erobern, und nehmen Bäume und Sträucher nur dann wahr, wenn sie im Herbst in bunter Blattpracht aufleuchten. Man ist geneigt, die heimische Pflanzenwelt als selbstverständlich anzusehen.

Die Schönheit erkennen

Die Schönheit der vertrauten Gewächse verliert sich in ihrem gewohnten Anblick ebenso wie das Wissen über ihre Wirkungen und ihre Geschichte. Diese Erkenntnis kam auch Goethe während seiner „Italienischen Reise“:

„Es ist erfreuend und belehrend, unter einer Vegetation umherzugehen, die uns fremd ist. Bei gewohnten Pflanzen denken wir zuletzt gar nichts, und was ist Beschauen ohne Denken?“

Versteckt im Unbewussten – die Pflanzenwelt Europas

Wahrscheinlich wird nur selten danach gefragt, woher die außergewöhnlich breite Pflanzenvielfalt in Europa eigentlich kommt. Vermutlich wird man ihr, zumindest im Alltag, nur wenige Gedanken widmen. Trotzdem gibt es glücklicherweise immer noch – und immer wieder – Pflanzen, die uns staunen lassen. Weil sie uns fremd sind. Oder weil wir die Fähigkeit besitzen, sie bewusst wahrnehmen zu können. Wir müssen es nur wollen, dann sind wir durchaus dazu in der Lage, die Welt wahrzunehmen und uns auch von der alltäglich erscheinenden europäischen Flora Geschichten und Geschichte erzählen zu lassen. Betrachten wir vertraute Pflanzen bewusst, kann es uns gelingen, sie in ihrer Fremdheit zu entdecken. Vielleicht ergeht es uns dann wie den Menschen im 17. Jahrhundert, die sich von exotischen Pflanzen aus fernen Ländern in Erstaunen versetzen und verzücken ließen.

Forschungsreisen – der gefahrenvolle Weg zu unbekannten Pflanzenschätzen

Vor allem Ende des 17. und im 18. und 19. Jahrhundert waren berühmte und weniger berühmte Pflanzensammler unterwegs, um Schätze in fremden Ländern zu entdecken. Damals kam die erste „Schwemme“ von Forschungsreisenden mit unbekannten Pflanzenschätzen bepackt aus der Neuen Welt zurück in die Heimat. Ihre Mitbringsel waren kostbare Besonderheiten, die wegen ihrer Fremdheit großes Interesse auf sich zogen. Diese Pflanzen sind auch heute unter dem Deckmantel der Alltäglichkeit besondere und wertvolle Kleinode. Es ist erstaunlich, wie bezaubernd, wie bunt und geheimnisvoll unsere Flora, mit bewusstem Blick wahrgenommen, wirken kann.

VON PFLANZEN UND MENSCHEN

Was kann die Flora uns alles erzählen? Von fremden Ländern, von langen beschwerlichen Reisen über das Meer, von Nöten und Sorgen der Forschungstruppen, von Leid und Hunger, von Wissensdrang und Gefahren.

„... Guter Gott. Wenn ich das traurige Schicksal so vieler botanischer Jünger bedenke, bin ich versucht zu fragen, ob Männer, die für ihre Liebe zum Pflanzensammeln ihr Leben und alles andere so verzweifelt aufs Spiel setzen, noch bei Trost sind ...,“ schrieb Carl von Linné 1737 in der „Critica Botanica“.

Linné gedenkt damit den unzähligen Forschenden, die auf ihren beschwerlichen Reisen in unbekannte Länder den Tod fanden. Was trieb diese Menschen dazu, sich unter Einsatz ihres Lebens in die Fremde zu wagen?

Wissen, Ruhm und Abenteuer

Nach der Entdeckung des Seeweges nach Amerika durch Kolumbus im

Jahr 1492 begann die Kolonialisierung und Besiedlung der Neuen Welt. Der Grundstein für Handel und Austausch zwischen den Kontinenten war gelegt und das Interesse an dem weit entfernten Land erwachte in Europa. Die Möglichkeit, ein gänzlich unerforschtes Gebiet wissenschaftlich zu ergründen, erweckte in vielen Menschen Abenteuerlust. Gerade für Botaniker (es gab zu jenen Zeiten kaum Frauen, die offiziell als Botanikerinnen oder Forscherinnen tätig waren) bot Amerika eine schier unerschöpfliche Quelle an Forschungsmaterial. Diese pflanzliche Artenvielfalt lässt sich zurückführen auf die verschiedenen Vegetationszonen, die Europa in einer solchen Fülle nicht aufweisen kann. Daher war die Vegetation der Neuen Welt zu großen Teilen noch gänzlich unbekannt. Der Reiz des Fremden ergriff viele risikofreudige Forscher. Sie konnten ihrem Wissensdrang in Nord- und Südamerika ungehemmt nachgehen. Aufmerksamkeit für ihre Erlebnisse war ihnen in der Heimat sicher. Forschungsreisende kamen als Helden zurück in die Heimat. Als Zeugen einer unbekannten Welt, die zu früheren Zeiten nur wenige zu Gesicht bekamen. Zahlreiche Amerikaexpeditionen, insbesondere im 18. und 19. Jahrhundert, brachten Unmengen an gesammeltem Pflanzenmaterial, Beobachtungen und Geschichten nach Europa. Natürlich waren nicht nur wissenschaftliche, hehre Ziele Beweggründe für Forschungsreisende, denen sie ihr Leben zu opfern bereit waren. Auch die Hoffnung auf Entdeckungen von materiellem Wert trieb nicht wenige Abenteurer nach Amerika.

In die Ferne – mutige Entdecker

Carl Friedrich Philipp von Martius (1794–1868) bereiste in seiner Eigenschaft als Botaniker Brasilien und erforschte die in Europa noch weitestgehend unbekannte tropische Pflanzenwelt des Amazonas. Seine ausführliche Beschäftigung mit Palmen brachte ihm auch den Namen „Vater der Palmen" ein. Besonderes Interesse zeigte Martius an tropischen Heilpflanzen und den alten Heilmethoden indianischer Völker (insbesondere der Tupi).
Der Botaniker **Joseph Banks** (1744–1820) begleitete den Entdecker **James Cook** auf seiner ersten Weltumseglung. Während der Landaufenthalte sammelte er Pflanzen und Samen, die er nach Europa importierte. Seine leitende Stellung in den Königlichen Gärten in Kew (England)

Ingwer brachte Sir Walter Raleigh nach Europa.

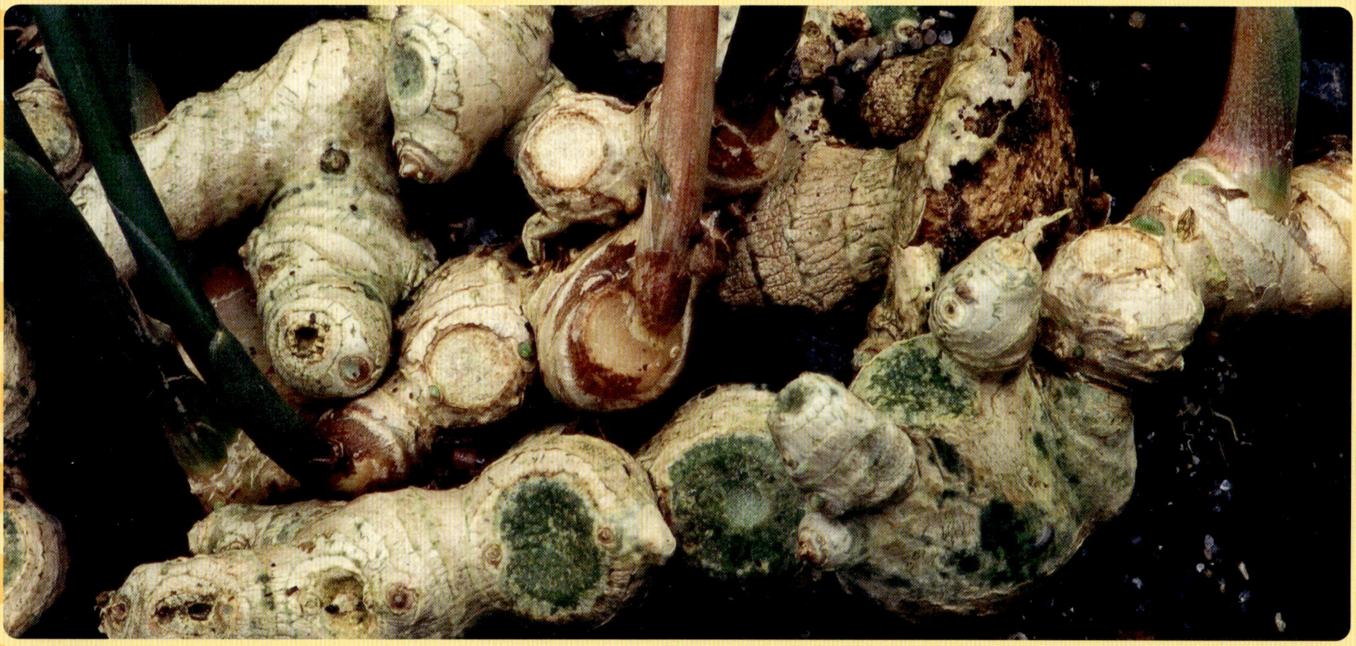

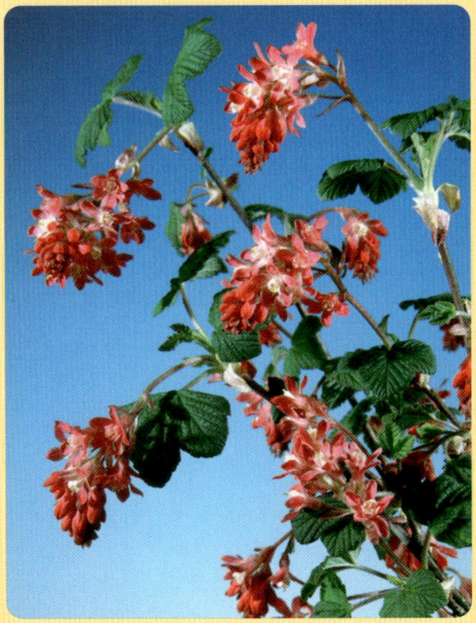

Auch die Blut-Johannisbeere *(Ribes sanguineum)* stammt nicht aus Europa.

verschaffte ihm die nötigen Bedingungen, um auch praktische Versuche in der Aufzucht zu unternehmen.

1799 startete der bekannte Wissenschaftler **Alexander von Humboldt** seine fünfjährige Forschungsreise, die ihn in verschiedene Länder Südamerikas führte. Seine Sammelleidenschaft lebte er vor allem in Kuba, Mexiko und Venezuela aus. Er brachte über 4500 Arten – davon etwa 3600 neue Arten – von seiner Reise mit nach Europa. Humboldt begründete damit die wissenschaftliche Erforschung der Fauna Südamerikas.
Bekannt mit Humboldt und durch seine Forschungen angeregt begab sich der deutsche Botaniker **Franz Julius Ferdinand Meyen** 1830 als Schiffsarzt auf eine Weltumsegelung. Während dieser zweijährigen Reise besuchte er die südamerikanischen Länder Brasilien und Chile und sammelte dort viele in Europa noch unbekannte Pflanzen.

Die Humboldt-Universität in Berlin trägt den Namen eines unserer größten Entdecker und Forscher seiner Zeit.

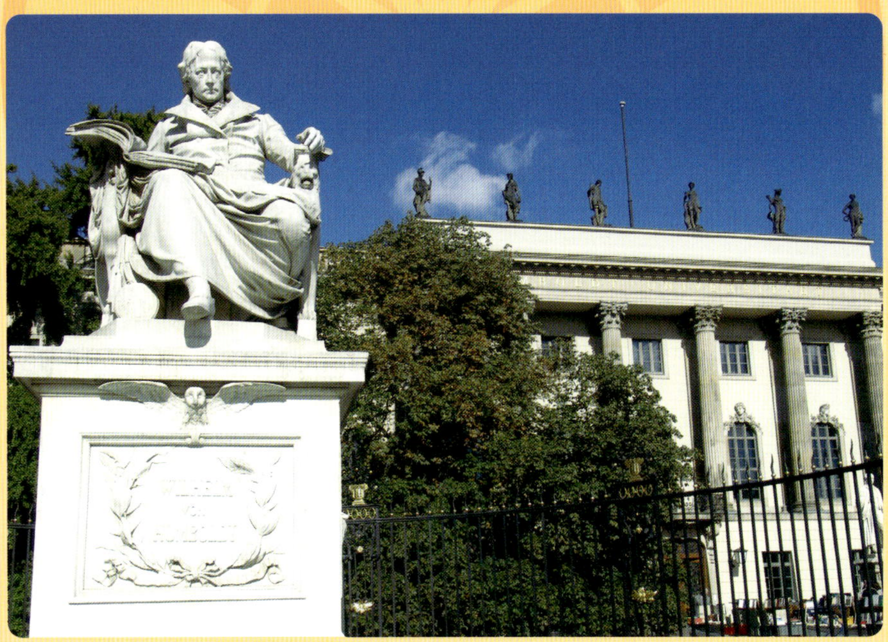

Grünes Gold aus Übersee

Bemerkenswert ist auch die Geschichte von **Sir Walter Raleigh** (um 1554–1618). In allerlei politische Machenschaften verwickelt, verbrachte der Engländer die Hälfte seines bewegten Lebens damit, das sagenumwobene Eldorado zu suchen. Zwar setzte er nie einen Fuß in das Goldene Land, dafür aber brachte er dem Gold an Wert ebenbürtige Ware mit nach Europa: Kartoffeln, Ingwer und Tabak. Letztere Pflanze verwandelte England schon bald in eine begeisterte Rauchernation. König Jakob der Erste aus dem Hause Stuart wütete gegen die allgegenwärtige Präsens des Tabakrauchs. Er bezeichnete die Sucht als Imitation „primitiver" Kulturen in Südamerika. Nichtsdestotrotz gelang es ihm nicht, die Tabaknutzung einzuschränken. Stattdessen führte er eine Tabaksteuer ein, um sich wenigstens an der ungeliebten Pflanze zu bereichern. Der Plan ging auf, wie wir heute wissen ...

BOTANISCHE GÄRTEN – EIN HORT FÜR GRÜNE AMERIKANER

Etwa zeitgleich mit dem Boom der Forschungsreisen entstanden Mitte des 16. Jahrhunderts in Europa die ersten botanischen Gärten. Mit dem Ziel, Pflanzen aller Welt zu erforschen und – wenn möglich – auch an Ort und Stelle anzubauen, boten die Gärten eine optimale Grundlage für die Untersuchung der Pflanzenneuankömmlinge aus Übersee.

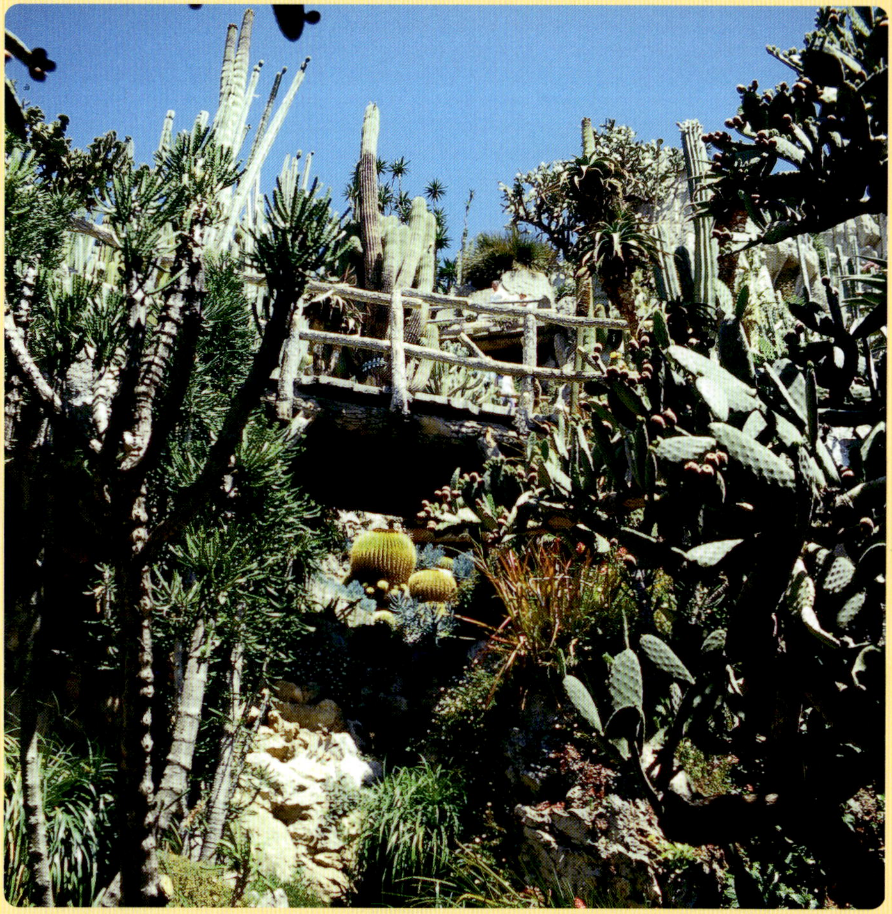

Viele botanische Gärten zeigen Pflanzen aus aller Welt in Gewächshäusern und im Freiland.

Günstige Bedingungen schaffen

Um möglichst günstige Bedingungen für alle Vegetationsformen herzustellen, wurde die Beschaffenheit des Bodens nach den Bedürfnissen der Pflanzen verändert. Es entstanden erste Gewächshäuser. Damit konnte das Klima an die Neigungen der jeweiligen Pflanzen angepasst werden. Ausgehend von den botanischen Gärten fanden viele Pflanzen allmählich ihren Weg in die Alltagsnutzung. Hinaus aus der „Umsperrung Wissenschaft“ etablierten sie sich in Bauerngärten, auf Feldern oder im Haus als Kultur- oder Zierpflanzen. Die Kenntnis ihrer ursprünglichen Fremdheit schwand mit der Zeit und geriet vielerorts gänzlich in Vergessenheit. So gehört zum Beispiel *Ribes sanguineum*, die beliebte und widerstandsfähige Blut-Johannisbeere mit den aromatisch harzig duftenden Blüten und Blättern, heute zu unserem gewohnten Pflanzenbild. Ebenso viele Pinus-Arten, die Vielblättrige Lupine (*Lupinus polyphyllus)* oder die Douglasie *(Pseudotsuga menziesii)*.

Die hängenden braunen Zapfen der Douglasie besitzen dreizipflige Deckschuppen.

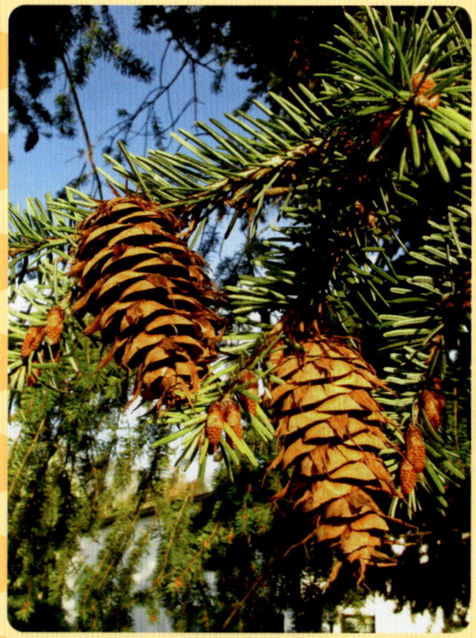

Koniferen in Europa

Nadelbäume zählen zu den Pflanzen, die der schottische Botaniker **David Douglas** (1799–1833) nach Europa überführte. Im Auftrag der Horticultural Society unternahm er Forschungsreisen nach Nordamerika. Die Finanzierung übernahmen reiche Mitglieder – in der begründeten Hoffnung, durch Douglas' Forschungen an neue Pflanzenmaterialien zu gelangen. Oft vom Pech verfolgt, gelang es Douglas, über 200 neue amerikanische Pflanzenarten in Europa zu etablieren. Sein abenteuerliches Leben führte den Schotten quer durch Nordamerika – immer von dem Drang getrieben, neue Pflanzen aufzuspüren. Der Kontakt zu amerikanischen Indianerstämmen führte Douglas auf die Spur von *Pinus lambertiana*, der Zuckerkiefer. Er beobachtete, dass Indianer die Samen der Kiefer als Nahrung in Beuteln mit sich führten. Fasziniert von der Größe der nussähnlichen Samen und den bis zu 50 cm langen Zapfen, gelang es Douglas, nach einer beschwerlichen Suche ein zugehöriges, über 65 m hohes Exemplar ausfindig zu machen.
Er starb 1833 unter ungeklärten Umständen in einer Fallgrube für Tiere. Ob es ein Eifersuchtsmord war, wie von einigen vermutet, ließ sich nie aufklären.
Erwähnenswert ist die Förderung von Douglas' Reisen durch einzelne wohlhabende Mitglieder der Horticultural Society. Das System der Unterstützung bekannter Botaniker und Botanikerinnen für eigene Zwecke nahm hier seinen Anfang. Die Förderer hatten ein Anrecht auf die neu entdeckten Pflanzen und steigerten mit deren Anbau ihr Ansehen in gesellschaftlichen Kreisen. Groß angelegte Gärten mit möglichst vielen exotischen und fremdartigen Gewächsen steigerten das Prestige.
Doch nicht nur diese wenigen reichen Persönlichkeiten hatten Vorteile von den neuen Pflanzen.
Nach und nach verbreiteten sie sich durch Handel und Samentausch in der Gesellschaft und etablierten sich auch im Alltag weniger wohlhabender Menschen. Die amerikanischen Pflanzen begannen Bestandteil der europäischen Kultur zu werden. Ihre Nutzung durch amerikanische Ureinwohner und ihre Einbettung in die indianischen Kulturen waren jedoch in ihrer neuen Heimat nicht bekannt.

Der Lebensbaum *(Thuja occidentalis)* wurde schon 1536 von französischen Entdeckern aus Amerika nach Europa eingeführt und war somit die erste neuweltliche Baumart.

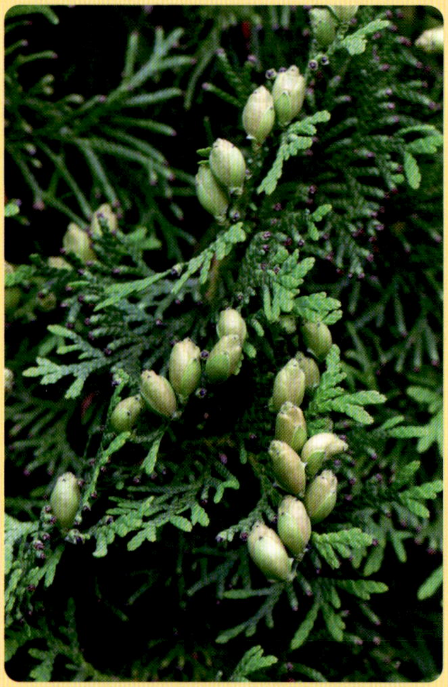

AMERIKAS ERSTE VÖLKER

Noch einmal sei darauf hingewiesen, dass es „die Indianer“ nicht gibt. Es existieren unzählige verschiedene Stämme, die verbreitet auf der Fläche von Nord-, Mittel- und Südamerika eigene Kulturen, Vorstellungen und Lebensweisen entwickelten. Vermutlich geht die Besiedlung Amerikas durch Indianer auf asiatische Jäger zurück, die vor über 20 000 Jahren die Eisbrücke zwischen Sibirien und Amerika überquerten – die sogenannte Behringstraße. Die Niederlassung in unterschiedlichen Gebieten erforderte natürlich auch ganz verschiedene Anpassungsmechanismen an die klimatischen und geografischen Bedingungen. So entwickelten sich diverse Indianerstämme und vielfältige Kulturen. Eine übergreifende Grundtendenz der Stämme ist jedoch die tiefe Naturverbundenheit.

Medizinauffassung in traditionellen indianischen Kulturen

In indianischen Kulturen ist Medizin ein Begriff, der sich nicht mit unserer europäischen Definition für dieses Wort eingrenzen lässt. Die Kunst zu heilen ist nur ein kleiner Bestandteil der indianischen Auffassung von Medizin. Es steckt ein ganzheitliches Denken dahinter – so bedeutet Medizin zunächst einmal Kraft der Natur, Kraft aller Lebewesen, aller Dinge, aller Pflanzen. Wer die Kräfte der Natur nutzen kann, verfügt über

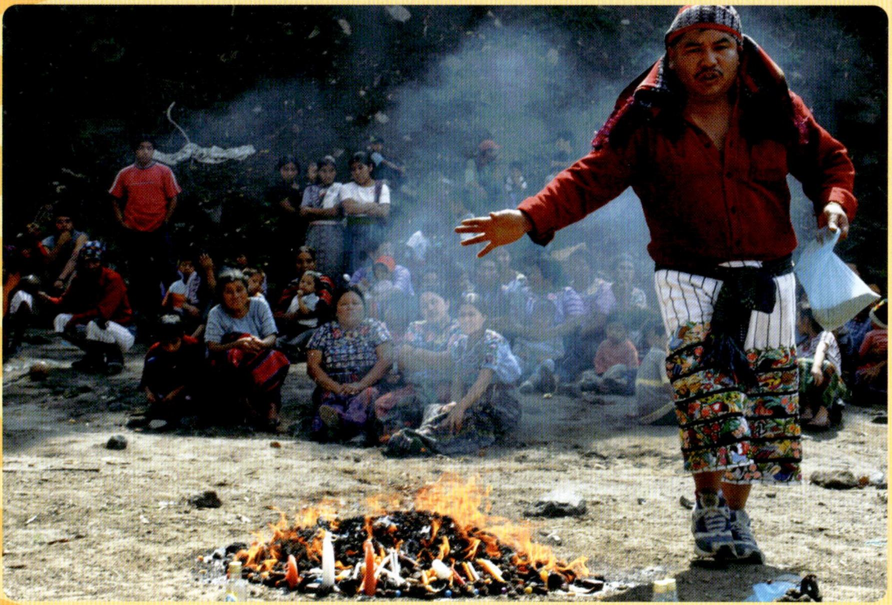

Häufig leiten Indianer ihre Rituale von erzählten Geschichten ab. Rituelle Feiern zeigen die enge Beziehung zwischen Nahrung und Arterhaltung.

Macht und Ansehen. Deswegen spielen Heiler und Schamanen in der indianischen Kultur eine sehr wichtige Rolle.

Harmonie und Einklang als Ursprung ganzheitlicher Lebensführung

Ursprung des indianischen Heilverfahrens ist das Bewusstsein, dass Mensch und Natur im Einklang miteinander leben sollten. Die Indianerstämme profitieren von den Kräften der Natur und bemühen sich im Gegenzug, sie zu achten und zu ehren. Indianer der Vergangenheit waren auf die Vegetation ihrer Umgebung angewiesen und wussten, dass die Natur alle lebensnotwendigen Ressourcen für sie bereithielt. Im alltäglichen Kampf ums Überleben war es notwendig, die Signale des Lebensraums zu deuten, sich der Umwelt anzupassen und den „Geistern" von Tieren und Pflanzen mit Achtung und Ehrerbietung zu begegnen. Genaue Kenntnis der Pflanzen, ihrer individuellen Charaktereigenschaften und der ihnen innewohnenden Geister wurde von Generation zu Generation mündlich überliefert.

Zwei Seiten der Medaille …

Alte Indianervölker betrachteten die Natur als Mittelpunkt des Lebens. Ihr mussten sie sich anpassen und unterordnen, um zu überleben. Sie fühlten sich verpflichtet, sie zu ehren, zu achten und zu schützen. Dazu gehörte auch, sich der Gewalt von Mutter Erde zu beugen und ihre Übermacht anzuerkennen: Sie bringt nicht nur Leben, sondern auch Krankheit und Tod. Selbst die zerstörenden Seiten der Natur wurden von Indianern als notwendiger Bestandteil des Lebens angenommen und akzeptiert. War eine Krankheit mächtiger als die heilenden Kräfte der Pflanzen und der „Geister", galt es, sich dieser Macht zu fügen. Die Natur ist stärker als der Wille des Menschen – sie ist die alles bewirkende Kraft, ohne die es kein Leben gäbe. Die Einheit von Leben und Tod in der Natur, von Gut und Böse spiegelt sich in Geschichten von machtvollen Geistern der indianischen Welten wieder. Die Geister tragen oft zwei Seiten in sich und weisen damit auf die allen und allem zugrunde liegende Natur hin. Geschichten, die in uralter Tradition mündlicher Überlieferung stehen, sind eng verknüpft mit der Heil- und Medizinauffassung einzelner Stämme.

Den Körper in seiner Gesamtheit sehen

Wirkung, Dosierung, Rituale und auch Zaubersprüche – all dies waren und sind notwendige Details zur Unterstützung eines gesunden Lebens: Ausgeglichenheit und Balance bilden die Grundlage. Die indianische Heilkunst bemüht sich daher, vorbeugend zu schützen und den Körper in seiner Gesamtheit zu harmonisieren.

BEDEUTUNG VON PFLANZEN IM INDIANISCHEN ALLTAG

Indigene Völker beschworen Geister der Tier- und Pflanzenwelt, um sie milde zu stimmen. Sie versuchten auf diese Art und Weise das Gleichgewicht zwischen Natur und Mensch zu erhalten. Es war eine wichtige Tradition, der Natur für ihre Gaben zu danken.
Wie in vielen naturverbundenen Gemeinschaften richteten indianische Stämme ihr Leben nach dem Zyklus der Natur aus. Pflanzen spielten dabei eine wichtige Rolle.

Der Flaschenkürbis *(Lagenania sicerania)* wurde tatsächlich als Transportmittel für Flüssigkeiten verwendet.

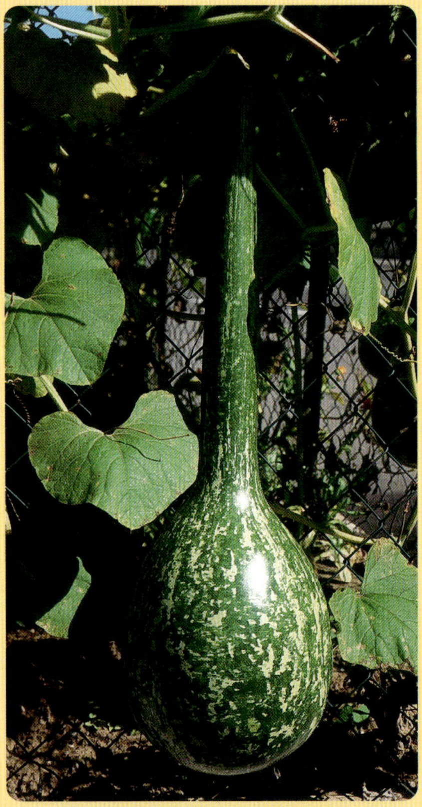

Großes Potenzial

Amerika bietet eine unglaubliche Vielfalt an verschiedenen Pflanzen – fast alle wurden und werden in irgendeiner Form von Indianern genutzt: als Nahrung, als Heilmittel, als Rauschdroge oder als Materiallieferant für Alltagsgegenstände.

Pflanzen als Lebensgrundlage

Ob als Nahrung, als Heilmittel, Droge oder „Geist-Medizin“, für indigene Völker waren und sind Pflanzen die materielle Grundlage, von der ihre Existenz abhängt. Ohne technische Hilfsmittel und Handelsbeziehungen zu anderen Menschen waren Indianer abhängig von der Flora und Fauna ihrer Umgebung. Da auch Tiere sich von Pflanzen ernähren, ist die Vegetation die Basis für jegliches kulturelles Leben und Überleben. Als wesentlicher Teil der Natur verdient sie größte Achtung und Ehrerbietung – viele indigene Völker wissen darum und bemühen sich um eine nachhaltige Beziehung zu ihrer nächsten Pflanzen- und Tierwelt. Eine Generation gibt die Kenntnis um die Merkmale und individuellen „Geist-Kräfte“ der ihnen bekannten Gewächse an die folgende weiter. Zu vergleichen ist diese Wissensüberlieferung mit Traditionen der europäischen Volksmedizin. Auch sie beruht auf der Heilwirkung von Pflanzen und traditionellem Glauben und überdauert seit dem Mittelalter durch mündliche Überlieferungen die Zeiten.

Ethnobotanik – die Wissenschaft der Pflanzen und Kulturen

Es ist die Wissenschaft der Ethnobotanik, die sich der Untersuchung von Pflanzen und deren Nutzung durch Menschen widmet. Die Wechselbeziehungen zwischen Kultur und Natur verweisen auf das Wesen der Menschen oder des untersuchten Volkes. Als Teil von kulturellen Praktiken sind Pflanzen immer auch ein Teil der Kultur selbst. Diese enge Verwobenheit von Mensch und Pflanze gerät in unserer modernen Zeit leider nur zu oft in Vergessenheit.

Die Erde ist unsere Mutter,
sie nährt uns.
Was wir in sie hineinlegen,
gibt sie uns zurück.

Big Thunder (Wabanaki)

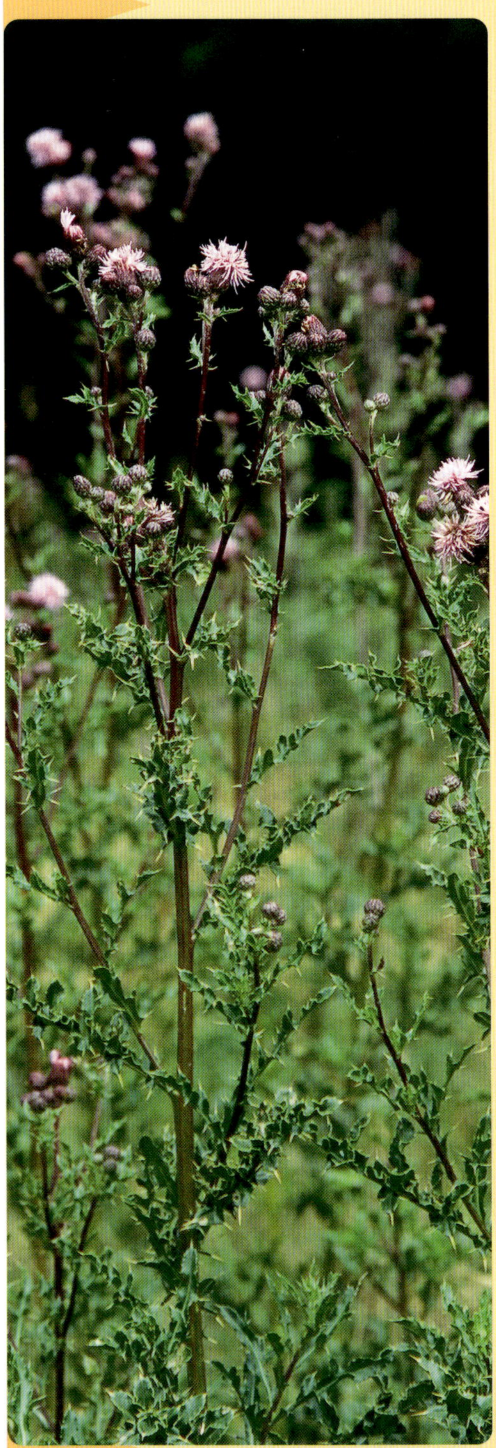

In vielen Ländern dieser Welt beheimatet, wird die Acker-Kratzdistel in unseren Breiten häufig als Unkraut verschmäht. Indigene Völker achten alle Pflanzen und nutzen ihre Kräfte.

Seht, Brüder, der Frühling ist gekommen.
Die Erde wird von der Sonne umarmt,
wir werden bald die Ergebnisse dieser
Liebe sehen.
Jedes Samenkorn ist erwacht,
genauso wie jedes Tier.
Durch diese geheimnisvolle Kraft erhalten
auch wir unser Leben.

Sitting Bull (Hunkpapa)

Pflanzliche Arzneistoffe – Orientierung an traditionellen Heilmethoden

Die bei ethnobotanischen Untersuchungen bringen oft sehr bedeutende Ergebnisse ans Licht. Besonders in indigenen Völkern erhält sich die Kenntnis um Wirkung und Nutzung von Pflanzen der Umgebung sehr lange. Ethnobotaniker versuchen an dieser durch Generationen überlieferten Kenntnis teilzuhaben und das verlorene Wissen wieder publik zu machen. Damit kann unsere abendländische Kultur um einen großen Wissensschatz bereichert werden.
Lassen wir uns auf die Heilmethoden alter Völker ein, kann uns das wieder einen Schritt näher zu uns selbst bringen. Es kann aber auch einen ganz praktischen Nutzen haben: die Neuentdeckung wirksamer Arzneistoffe.

Lebenskünstler

Im eigenen Garten können wir den Pflanzen mit dem Wissen um deren Eigenschaften und Kräfte und der gesamten Natur mit Respekt begegnen und so zur Bewahrung unserer Umwelt beitragen. Wir finden vielleicht auf diese Weise sogar zu unseren eigenen Wurzeln zurück.

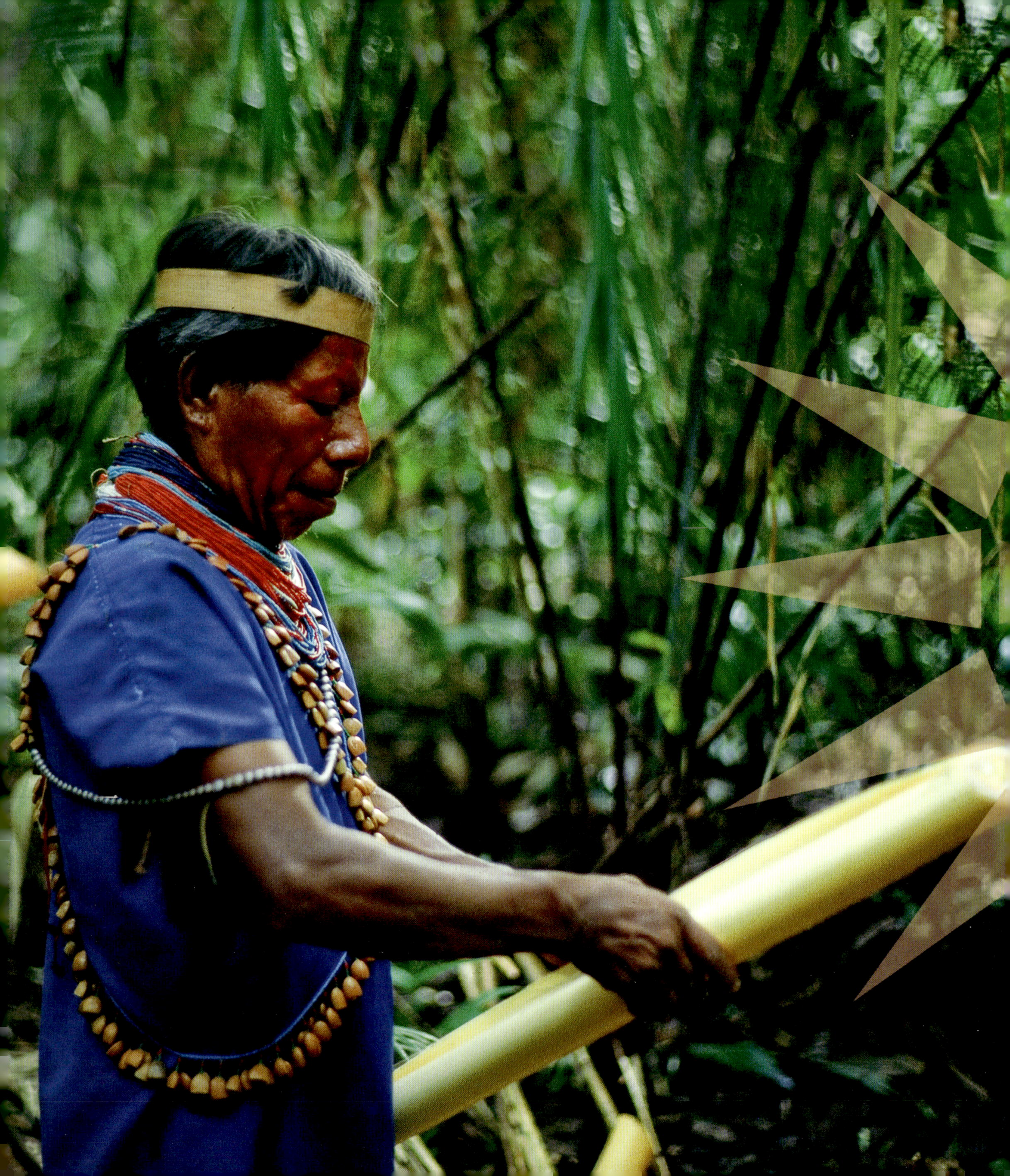

VERGESSENES VORLEBEN –

TRADITIONELLE VERWENDUNG AMERIKANISCHER PFLANZEN

Lange bevor Wissenschaftler in der Lage waren, Wirk- und Inhaltsstoffe vieler Pflanzen nachzuweisen, kannten Indianer bereits deren Einsatzmöglichkeiten. Sie ernährten sich von den Pflanzen aus ihrer Umgebung und lernten über Jahrhunderte hinweg, sie gegen Krankheiten und allerlei Gebrechen einzusetzen. Pflanzen, die heutzutage typisch für ein Land sind, wie zum Beispiel die Kartoffel für Deutschland oder die Tomate für Italien, wurden zuerst von amerikanischen Ureinwohnern kultiviert. Sie entdeckten den hohen Nährwert der gesunden Knolle, während die Europäer noch lange zauderten, bevor sie zum Grundnahrungsmittel avancierte. Doch indianische Heilkundige verfügten noch über ganz andere Pflanzenkenntnisse, die sich nicht nur auf den Nährwert, sondern auch auf die Heilkräfte bezogen. Sie setzten verschiedene Gewächse auf ganz unterschiedliche Weise ein.

Begeben wir uns auf die Spuren des fast schon verloren gegangenen Wissens. Auf diese Weise erfahren wir eine Menge über Pflanzen, die unsere Gärten und Landschaften prägen. Wir glauben sie zu kennen, und doch gibt es unendlich viel mehr zu entdecken als Schönheit, Duft und Nahrhaftigkeit.

VON PFLANZENGEISTERN UND VISIONEN

Beschäftigt man sich mit der traditionellen historischen Nutzung von Pflanzen in ihrem Herkunftsland, so fällt ein erstaunlicher Aspekt auf: Gattungen, die in verschiedenen Regionen und sogar auf verschiedenen Kontinenten beheimatet waren, verwendete man schon vor Jahrhunderten trotz der räumlichen Trennung im medizinischen und sogar spirituellen Bereich auf ganz ähnliche Weise. Und das, obwohl nachgewiesenermaßen kein Austausch zwischen den unterschiedlichen Kulturen stattgefunden hat. Pflanzen scheinen also auf irgendeine Art und Weise nicht nur ihre Heilkräfte, sondern auch ihre spirituellen Qualitäten nach außen zu vermitteln. Das ist ein verblüffendes Phänomen.

Über die Grenzen hinaus

Zedern kommen ursprünglich aus dem Mittelmeergebiet, aus dem asiatischen Raum und aus Nordamerika. In all diesen Gebieten gilt die Zeder traditionell als starke spirituelle Pflanze, die schlechte Geister vertreibt und den Menschen mit ihren guten Kräften beisteht.

Nicht nur in Amerika

Auch in der germanischen und keltischen Kultur gab es eine ganze Reihe von Geistern, die in Pflanzen wohnten. Der Holunderstrauch galt früher beispielsweise als Sitz der guten Geister und durfte auf keinem Hof fehlen.

Werte erkennen

Da spirituelle Eigenschaften einer Pflanze von den meisten indigenen Kulturen durch Visionen oder Träume erfahren werden, sollten westliche Kulturen versuchen diese Fähigkeiten ernst zu nehmen und die so herausgefundenen „Geist-Kräfte" einer Pflanze zumindest als „Möglichkeit" akzeptieren. Selbst wenn Dinge wie Visionen und spirituelle Träume in unseren Ohren und in unserer Kultur fremd und sonderlich klingen. Die Geist-Kräfte der Pflanzen sind äußerst vielfältig. So können sie rauschartige Wirkungen auslösen, in speziellen Krankheitsbereichen wie der Frauenheilkunde Hilfe leisten oder wichtiger Bestandteil der Ernährung sein. In Nadelbäumen, Wildkräutern, hübschen Blühpflanzen mit ästhetischem Wert oder in Bäumen und Sträuchern versteckt wirken die Geister der Pflanzen äußerlich mal mehr und mal weniger auffällig. Aber dessen ungeachtet haben alle ihren individuellen Wert. Dies zu erkennen und kennenzulernen ist eine Aufgabe fürs Leben, der sich indianische Heilkundige über Generationen hinweg verschrieben haben.

Nutzpflanzen aus Amerika

Ein großer Teil unserer Nutzpflanzen sind eigentlich „amerikanische Ureinwohner". Es sind Pflanzen, die mittlerweile untrennbar mit der

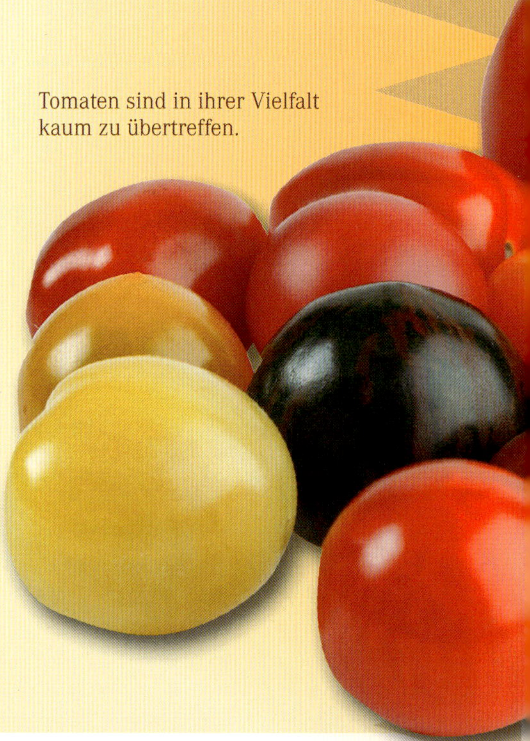

Tomaten sind in ihrer Vielfalt kaum zu übertreffen.

abendländischen Kultur verwoben sind. Was wäre unsere Nahrungskultur ohne Kartoffeln, Tomaten, Paprika, Kürbis, Gartenbohnen oder Mais? Unser kulinarisches Leben ist geprägt von diesen Gemüsearten – obwohl sich ihre Blätter und Blüten erst seit einigen Hundert Jahren auf dem europäischen Kontinent entfalten. Ohne die „Hinzugezogenen" kann man sich unsere heutige Küche kaum mehr vorstellen. Obwohl es eine ganze Weile gedauert hat, bis die „Weitgereisten" akzeptiert wurden. Bei der Kartoffel dauerte es bis zu ihrer endgültigen Aufnahme in die Gärten etwa 200 Jahre, die Tomate fasste erst in der zweiten Hälfte des 19. Jahrhunderts Fuß.

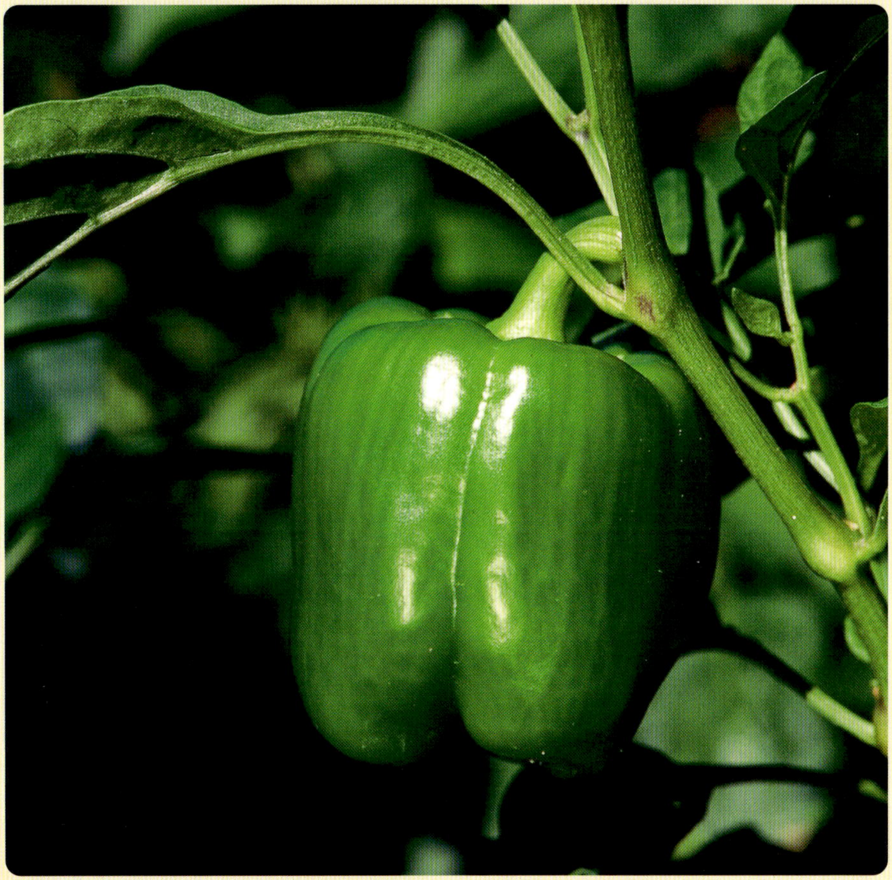

Was wäre unsere Küche ohne Paprika, früher auch Spanischer Pfeffer genannt! Die geschmackvollen Früchte stammen aus Mexiko.

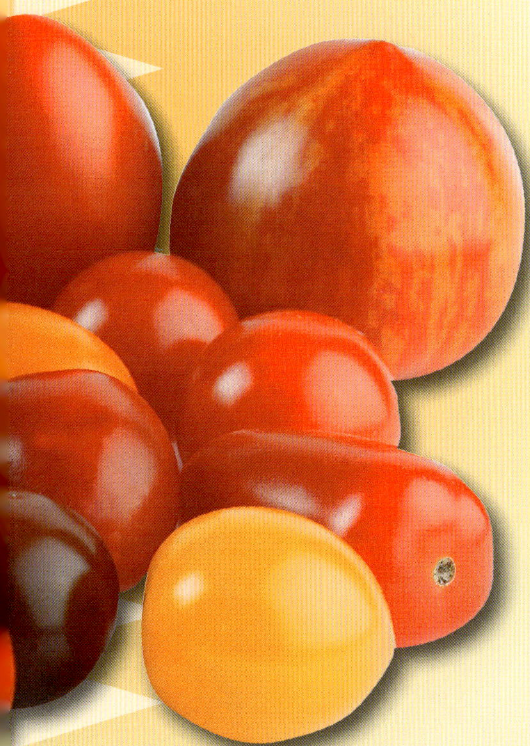

Die Pflanze als Kulturträgerin

Italien ohne Tomaten? Deutschland ohne Kartoffeln? Die vor vielen Jahren eingewanderten Pflanzen sind in verschiedenen Ländern so beliebt geworden, dass sie mittlerweile sogar kulturelle Klischees prägen. Sie kommen in Sprichwörtern, Geschichten, Volksweisheiten vor und häufig als Grundnahrungsmittel tagtäglich auch auf den Teller, bereit zum Verzehr.

Dass Kartoffel & Co nicht schon immer auf europäischem Festland weilen, sondern erst vor einigen Jahrhunderten über das Meer segelten, um hier Wurzeln zu schlagen, ist uns oft gar nicht bewusst. Es waren die Ureinwohner Amerikas, die über die Hälfte der Nutzpflanzen erstmalig domestizierten.

Nach der Entdeckung Amerikas und der Einführung vieler neuer Gewächse kam es in Europa zu einem Anstieg der Bevölkerungszahl. Man vermutet, dass diese Auffälligkeit stark mit der Etablierung von Pflanzen aus der Neuen Welt im europäischen Raum zusammenhängt.

Geschenke des Himmels – Kartoffeln und Mais

Besonders der Mais und die Kartoffel sind überaus ertragreich und bescheiden in ihren Pflegeansprüchen. Daher nahm die europäische Bevölkerung sie, nach einer Weile des Fremdelns mit den unbekannten Pflanzen, als kohlenhydratreiche Grundnahrungsmittel an und mit offenen Armen auf. Die schwierige Nahrungssituation der Unterschicht verbesserte sich schlagartig und damit auch ihr Gesundheitszustand, die Lebenserwartung und die Geburtenrate. Man spricht sogar von einer wahren Bevölkerungsexplosion dank der neuen Nutzpflanzen aus Übersee.

Kartoffel

Die Kartoffel *(Solanum tuberosum)* stammt, wie auch die Tomate und die Paprika, aus der Familie der Nachtschattengewächse *(Solanaceae)*. Der poetische Name trügt: Als die „Indianische Zuckerwurtz“ vor über 400 Jahren aus Südamerika – vermutlich Peru – nach Europa kam, wusste man zunächst nicht viel mit der Speiseknolle anzufangen und versuchte sich an den oberirdischen Pflanzenteilen.

Die allerdings sind, wie bei vielen Nachtschattengewächsen, giftig. Besonders die Beeren sollten gemieden werden, denn sie enthalten das gesundheitsschädigende Solanin, das in geringerer Konzentration auch in den Knollen enthalten ist: Je länger sie dem Licht ausgesetzt sind, desto höher steigt der Solaninanteil. Heute ist der Solaningehalt in Kartoffeln viel geringer als damals. Durch Zuchtverfahren konnte der gesundheitsschädliche Stoff reduziert werden.

Übermäßiger Verzehr von giftigen Bestandteilen der Pflanze führte damals oft sogar zum qualvollen Tod. Eine leichtere Vergiftung äußerte sich in Magenkrämpfen, Übelkeit und Schwindelgefühlen.

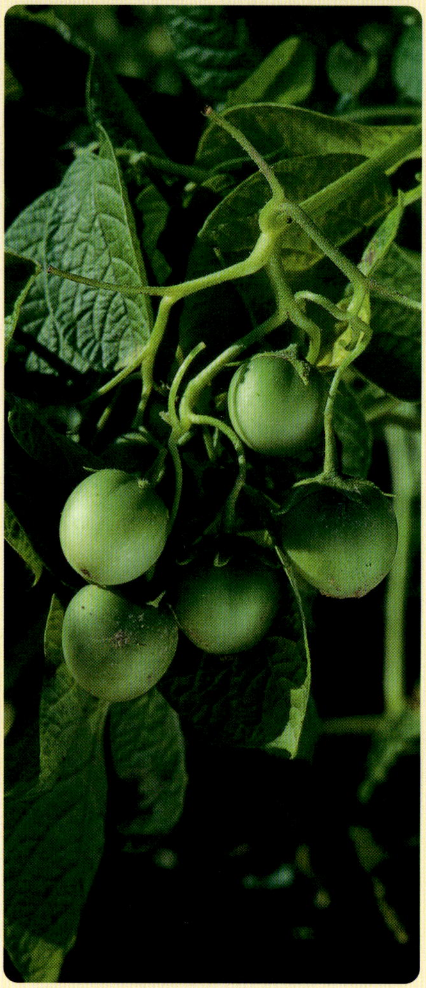

Die oberirdischen Pflanzenteile der Kartoffel sind äußerst giftig.

Göttliche Kartoffel – Name und Herkunft

Die Knolle verdankt ihren Namen der Ähnlichkeit zum exklusiven Trüffel. Fälschlicherweise verwechselte man in Italien die Kartoffel mit dem erlesenen Pilz und nannte sie Tartufola. Die deutsche Sprache machte daraus: Kartoffel. Den Indios in Südamerika war die Kartoffel schon lange bevor sie europäischen Boden eroberte, bekannt. Sie nannten die Knolle Papas, woraus sich der englische Begriff potatoes, das italienische patate und das spanische patatas entwickelt hat.

Die Geschichte der Kartoffel als Kulturpflanze geht zurück in die Zeiten der Inka-Hochkultur. In über 3000 m Höhe bauten die Inkas ver-

Weiße Trüffel *(Tuber magnatum)* sehen Kartoffelknollen tatsächlich sehr ähnlich.

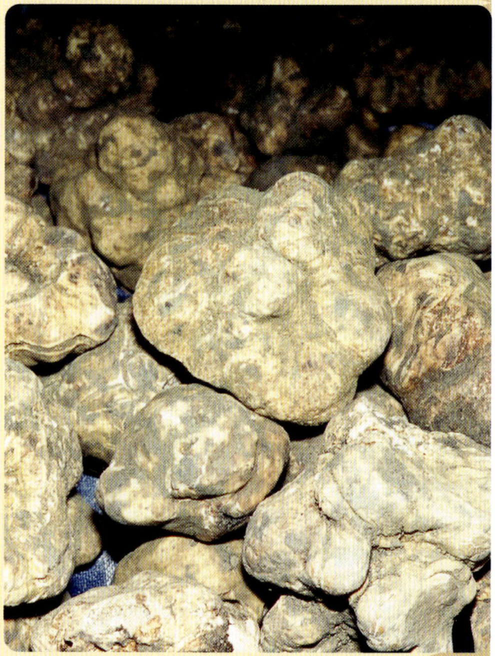

schiedene Sorten Kartoffeln in allen möglichen Farben an. Die nahrhafte Knolle war – und ist heute noch – das Grundnahrungsmittel der Andenbewohner. Dementsprechend hoch verehrt, galten die papas als göttliche Gabe.

Mayan-Kartoffeln

Solanum phureja stammt aus den Anden. Neu gezüchtete Sorten können seit Kurzem auch bei uns angebaut werden: 'Mayan Gold', 'Mayan Twilight' und 'Mayan Queen' schmecken nussig herzhaft und sollen früher gar werden als herkömmliche Sorten.

Mais

Etwa 3000 v. Chr. begann in Mexiko der Maisanbau. Die Wildform wurde sogar schon ab 5000 v. Chr. als Nahrung verwertet. Heute ist sie vermutlich ausgestorben. Die uns bekannten Maissorten sind Zuchtformen. Ursprünglich stammt der Mais sehr wahrscheinlich von dem mexikanischen Gras *Zea mexicana* ab.
Die stärkehaltigen Maiskörner wurden zu Mehl vermahlen in Speisen gemischt, zu dem Süßungsmittel Maissirup verarbeitet oder als Futter für Tiere verwendet. Der gebratene oder gekochte Maiskolben war damals und ist heute als stärkende Mahlzeit beliebt. Wegen der hohen Erträge hielten die Ureinwohner Nordamerikas den Mais für eine Pflanze mit übernatürlichen Kräften und verehrten sie deswegen. Die Macht der Pflanze mit dem wohlklingenden botanischen Namen *Zea mays* war tatsächlich enorm: Völker, die ihre Nahrung vormals durch Jagen und Sammeln einbrachten, verlegten sich auf die Landwirtschaft und veränderten damit ihre gesamte Kultur. Dem Volk der Anasazi (im jetzigen Bundesstaat Colorado) wurde die Umstellung zum tödlichen Verhängnis: Eine große Dürre vernichtete Ende des 13. Jahrhunderts sämtliche Maiskulturen. Die Anasazi starben daraufhin langsam und qualvoll an Hunger. Sie hatten ihr Leben zu eng mit dem Mais verknüpft und verlernt, sich mit der Jagd und dem Sammeln von Gewächsen aus der Umgebung zu ernähren.
Der Name „Mays" lässt sich zurückführen auf den Begriff Mahiz. Der südamerikanische Stamm der Arawak nannte die Pflanze so.

Verarbeitung von Mais

Da der Mais die wichtigste Nutzpflanze der Ackerbau betreibenden Stämme war, gab es unzählige Arten, ihn zuzubereiten. Als Reiseproviant dienten beispielsweise geröstete und grob zermahlene Körner. Mit Wasser vermischt ergaben sie einen nahrhaften Maisbrei, der satt machte und dem Körper Energie lieferte. Die grünen Maishülsen dienten außerdem als Verpackungsmaterial. Nahrung konnte darin eingepackt und gelagert werden.

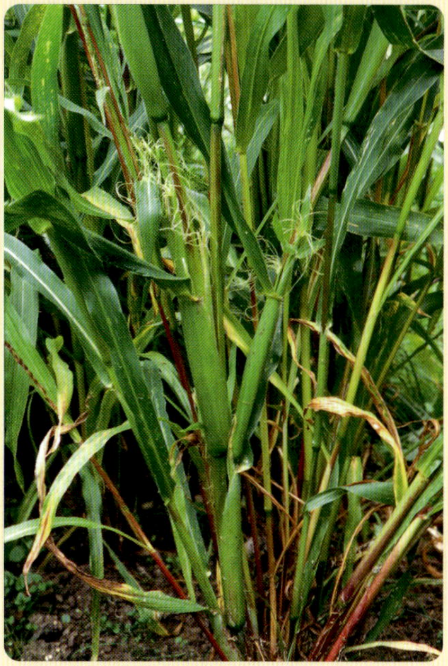

Zea mexicana ist als Teosinte oder Rayanagras bekannt. Es wächst horstiger als die zivilisierte Verwandte Mais.

Bannockbrot

Auch im Bannockbrot der Chippewa-Indianer war Maismehl ein Hauptbestandteil: Etwas Öl oder Butter, Ahornsirup oder Honig, Maismehl und Wasser ergaben gut vermengt und ausgebacken feine Fladen für zwischendurch. Der geschmacklichen Bereicherung dienten Nüsse oder getrocknete Früchte. Außerdem erhöhten die fruchtigen Zugaben den Vitamingehalt des Brotes.

DIE UNZERTRENNLICHEN SCHWESTERN

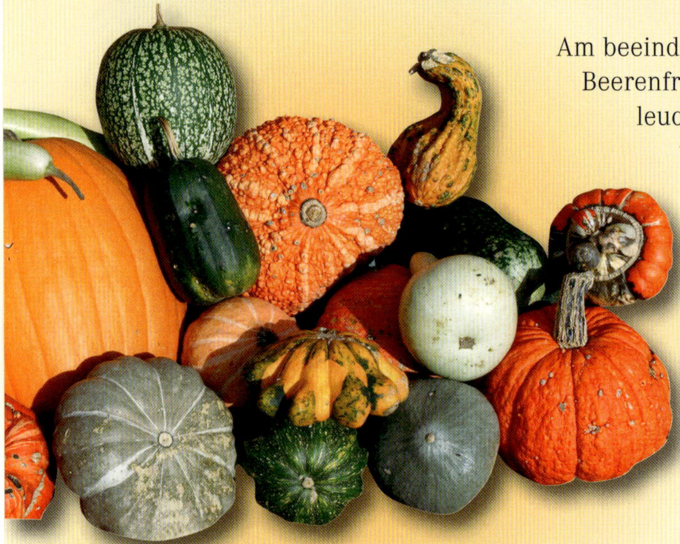

Die Kürbiszüchtung entwickelt immer neue Formen.

Bohnen, Mais und Kürbis nannte man in alten amerikanischen Kulturen die „unzertrennlichen Schwestern", da sie häufig gemeinsam angebaut wurden und zu den Hauptnahrungspflanzen zählten. Wie wir heute nahmen Indianer frische Kürbis-Triebspitzen und -Blüten als Delikatesse sowie Fruchtfleisch und Kerne in unterschiedlichen Zubereitungen zu sich.

Kürbis

Cucurbita texana ist die wilde Ursprungsart der heute bekannten Kürbisse. Sie begann ihren Siegeszug als wichtige Weltnahrungspflanze in Texas. Die leicht bitter schmeckende Wildform war unauffälliger als die unzähligen Speisekürbis-Arten, die wir heute kaufen oder im Garten anbauen können.

Am beeindruckendsten wirken die Beerenfrüchte, wenn sie rund, leuchtend orange, schwer und ballgroß sind. Doch dass Größe nicht unbedingt für Qualität spricht, beweist der Kürbis: Die kleineren alten Arten sind meistens bekömmlicher und tragen höhere Nährwerte in sich als die großen Exemplare mit dem hohlen Inneren.

Große Mannigfaltigkeit

Heute verwenden wir viele Kürbis-Arten, mit unterschiedlicher Geschmacksnote und variierender Konsistenz: als sehr gesundes, tiefgrünes Kürbiskernöl, als Gemüsefleisch in süßer und salziger Zubereitung, als leckeren Snack in Form von gerösteten Kürbiskernen mit Salz oder Zucker bestreut oder in Honig gewendet, als leuchtendes Schreckgespenst an Halloween oder als leckeren Saft. Es gibt Rezepte für Suppen, Eintöpfe, Kuchen, Brot und Aufläufe. Der Hokkaido aus Japan ist momentan in aller Munde. Aromatisch nussig, leicht nach Maronen schmeckend, kann man ihn geradezu als Modekürbis bezeichnen.
Das Gemüse scheint also ein Rundumtalent zu sein – was schon lange vor seiner Etablierung in Europa bekannt war: Der Kürbis ist eine der ältesten bekannten Kulturpflanzen. Indianer aus Nord- und Südamerika bauten schon vor 8000 Jahren Kürbissorten an. Zum Beispiel *Cucurbita maxima*, den Riesenkürbis, der in Peru beheimatet ist. Seine Früchte erreichen Ausmaße von 0,5 m Durchmesser und werden bis zu 75 kg schwer. Das ist fast unvorstellbar.
Ebenfalls aus Peru stammt der sogenannte Moschuskürbis, ein Exemplar, das moschusartige Geruchsstoffe ausströmt.

Heilender Geist

Früh fanden indianische Stämme heraus, dass ein heilender Geist in der Kürbisfrucht steckt. Sie nutzten den Kürbis in seiner Gesamtheit als Heilmittel: Selbst die Wurzel und die äußere Kürbisschale fanden Verwendung. Samen oder Samentee wirkten gegen Blasen- und Nierenleiden und vertrieben Würmer aus dem Körper. Die Wirksamkeit gilt heute als wissenschaftlich bestätigt. Andere Bestandteile fanden Einsatz als Brechmittel, Hautreinigungsmittel, Rheumamedizin und Hustentee. Außerdem stellte man Instrumente, Schalen oder Masken aus Kürbissen her.

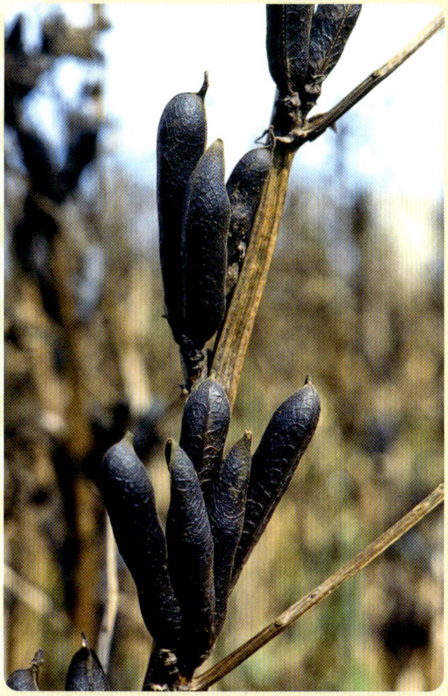

Die Ackerbohne *(Vicia faba)*

Bohne

Es gibt viele verschiedene Bohnensorten auf der Welt. Mittlerweile ist die genaue Anzahl der Arten wegen der vielen Züchtungen unüberschaubar geworden. Es gibt Bohnen-Arten aus Afrika, Asien, Europa und Amerika. Die heute bei uns am häufigsten angebaute Bohne ist die Gartenbohne aus Amerika. *Phaseolus vulgaris* war eine der wichtigsten Kulturpflanzen indianischer Pueblovölker. Schon vor über 8000 Jahren gab es Bohnenfelder in Südamerika – lange bevor die Gartenbohne Europa erreichte, um die dort heimische Ackerbohne vom Platz der am häufigsten gegessenen Bohnen-Art in Europa zu verdrängen.

GESCHMACKVOLLE FRÜCHTE – TOMATEN

Ursprungsheimat der Tomate ist vermutlich Mittelamerika. *Lycopersicon esculentum* – ohne sie ist unsere Nahrungskultur nicht denkbar – wurde erstmalig von den Azteken und den Mayas angebaut. Sie nannten die Pflanze aus der Familie der Nachtschattengewächse Xitomatl. Nach Einführung der Tomate in Europa durch Kolumbus kursierten schnell unzählige Benennungen: Pomme d'Oro, der Goldapfel, Pomme d'Amour, der Liebesapfel, oder Pommi del Peru, der Peruanische Apfel, sind besonders poetische Bezeichnungen, die in der zeitgenössischen Literatur zu finden sind. Bis ins 18. Jahrhundert hinein galt die Tomate als Zierpflanze.

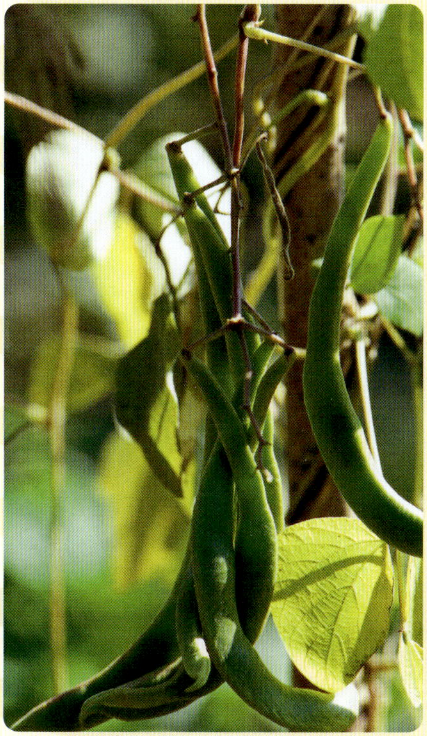

Die Gartenbohne *(Phaseolus vulgaris)*

Stärkende Tomatensäfte

Viel früher, in längst vergangenen Zeiten, war der Saft der Tomaten für die Mayas ein wirkungsvoller Stärkungstrunk. Sie glaubten daran, dass die Kraft alles Lebendigen im roten Blut – dem Lebenssaft – verborgen liege. Dementsprechend galt der Tomatensaft wegen seiner roten Farbe und dem leicht blutsalzigen Geschmack als Stärkungsmittel. Die Azteken waren ebenso überzeugt von den heilenden Geistern der Tomate: In Kombination mit Agave, Chili und Kürbiskernen verabreichten sie den Saft der Tomate zur Stärkung des Immunsystems.

Auch Blätter und Blüten kamen zur Anwendung. Ausgekocht trank man sie als Tee bei Erkältungen und Wurmbefall. Von dieser Verwendung ist allerdings abzuraten, da die Tomate zur Familie der giftigen Nachtschattengewächse gehört. Das enthaltene Solanin kann zu schweren Vergiftungserscheinungen führen.

DIE GESUNDEN SCHARFEN

Viele Anwendungen und Wirkungen der scharfen Schoten sind mittlerweile wissenschaftlich bestätigt. Doch das Ansehen von Paprika und Chili als Allheilmittel ist aus den indianischen Gepflogenheiten nicht mit übernommen worden. Es könnte jedoch sein, dass weit mehr in den Pflanzen steckt, als wir bisher wissen, denn sie sind noch nicht in allen Bestandteilen auf ihre medizinische Wirksamkeit überprüft worden.

Paprika und Chili

Auch Paprika *(Capsicum annuum)* und Chili *(Capsicum frutescens)* sind im Gefolge Kolumbus' nach Europa gereist. Heimisch in Mittel- und Südamerika, betrachtete man die pfeffrigen Früchte im 16. Jahrhundert eher als Zierde denn als Nahrungs- oder Würzmittel. Die feurige Schärfe von Chili nicht gewöhnt, bestaunten Europäer zunächst viel lieber die bunten Früchte, als ihre Speisen damit zu verfeinern.

Je schärfer, desto besser

Die Bewertung der Capsicum-Arten durch die Indios sah folgendermaßen aus: Je schärfer und je größer, desto besser. Die Schärfe sorgte für eine längere Haltbarkeit im warmen Klima, da sie Bakterien und Insekten abhalten – sogar abtöten – kann. In Mexiko gibt es daher die schärfsten Chilischoten der Welt. So scharf, dass der Verzehr von größeren Mengen eine Art Rausch hervorrufen kann. Allerdings leiden darunter die empfindlichen Geschmacksknospen.
Die Schärfe ist dafür verantwortlich, dass Chili und scharfe Paprika eine große Rolle bei Reinigungszeremonien mexikanischer Indianerstämme spielten. Der wahrscheinlich schmerzhafte Reinigungsakt mit Chilisäften diente als Medizin gegen „Krankheiten" wie Traurigkeit, Scham und Neid. Der kranke Geist sollte durch die Zeremonie von den bösen Kräften befreit werden. Die Kräfte der scharfen Früchte halfen dabei. Auch in anderen rituellen Handlungen kamen Chili und Paprika zum Einsatz.

Mit Milchprodukten wie Joghurt und Quark kann man die Schärfe beim Essen einer Chilischote mildern.

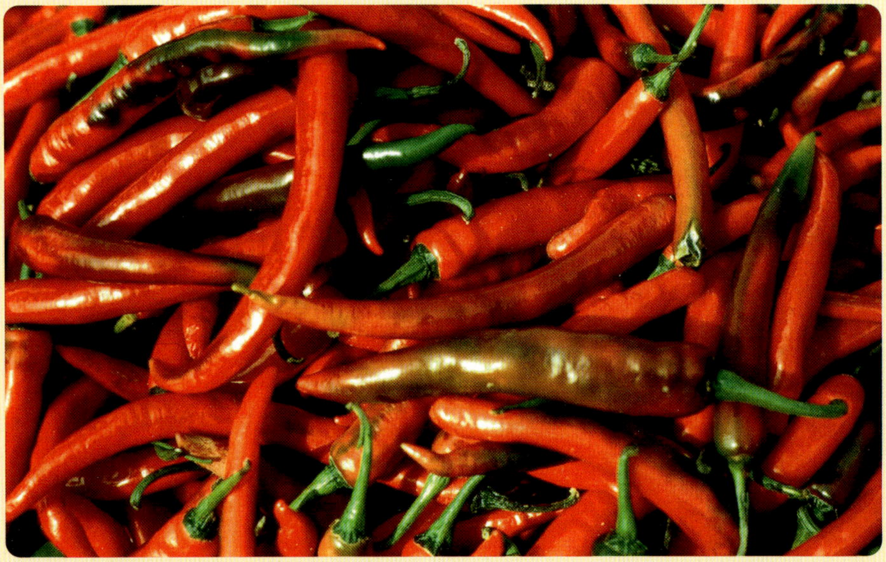

Wichtiges Arzneimittel in Südamerika

Die durchblutungsfördernde Eigenschaft der scharfen Inhaltsstoffe, der Capsacinoide, ist noch heute für die Heilkraft verantwortlich. Sie sollte gegen Rheuma, Furunkel und Entzündungen wirksam sein.
Als Appetitanreger und schweißtreibende Kraft fanden Chili und Paprika ebenfalls Verwendung. Die Schärfe trieb Hitze auf die Haut und in den Körper. Das ist hilfreich bei Verdauungsstörungen – Chili bringt den Magen in Wallung.
Auch nahm man Bestandteile der Pflanze gegen Malaria zu sich. Indios glaubten an eine fiebersenkende Wirkung.

GOLD DER INKAS – AMARANT

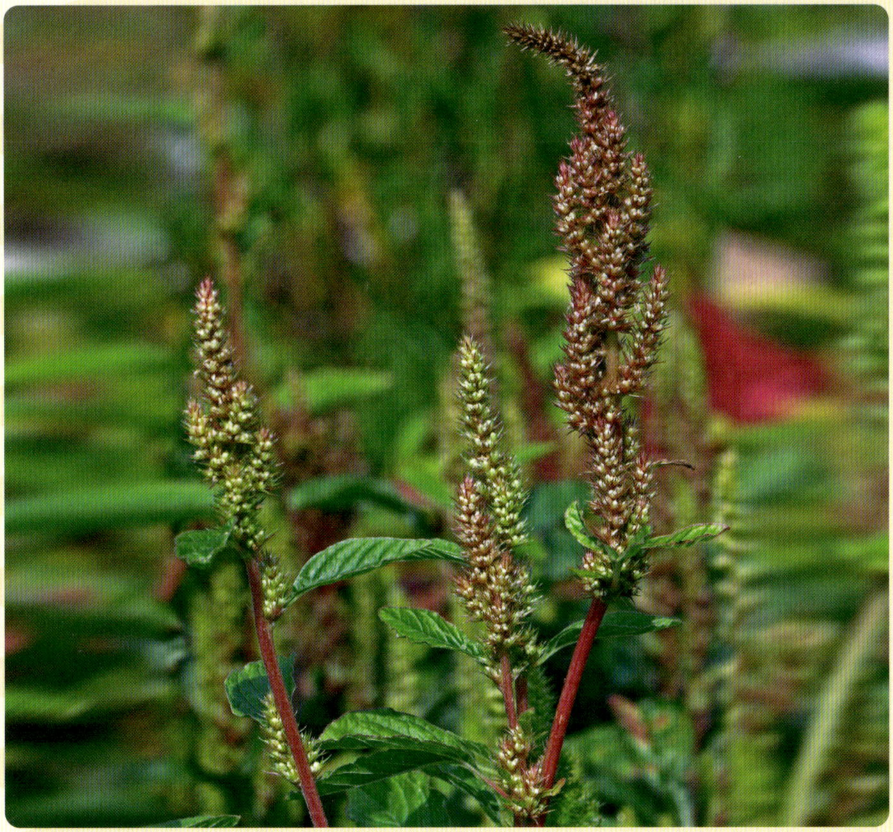

Amarant – nicht nur nützlich, sondern auch attraktiv.

Neben Quinoa und Mais war Amarant *(Amaranthus caudatus)* ein Hauptnahrungsmittel der Inkas, Mayas und Azteken. Daher auch der Name „Gold der Inkas". Wissenschaftler konnten Samen in über 9000 Jahre alten Gräbern nachweisen. Damit ist der Amarant eine der ältesten nachgewiesenen Kulturpflanzen. Die schmackhafte Saat sieht aus wie Getreide – ist aber keines. Trotzdem ähnelt es diesem in Geschmack, Form und Verarbeitungsmöglichkeiten. So entstand der Name: Inkaweizen.

Heilend und heilig

Die Bedeutung des „falschen" Getreides in der aztekischen Kultur war nicht nur profaner, sondern auch religiöser Natur. Die Pflanze diente in rituellen Zeremonien dazu, Götter anzurufen und zu ehren – sie war selbst fast heilig. Die Azteken glaubten an eine große Kraft der Staude mit den roten, auffällig langen weichen Fruchtähren und sprachen ihr lebensverlängernde Eigenschaften zu.
Den spanischen Eroberern waren die religiösen Rituale der Indios suspekt. Sie verboten den Amarant, in der Hoffnung, die unheimlichen Riten abzuschaffen. Was sie damit hauptsächlich auslösten, war der Tod von vielen Menschen, denen der Amarant als wichtige Nahrungsquelle diente. Mit dem Verbot der gesunden Samenkörner fehlte es den Azteken plötzlich an der gewohnten Ration Eisen, Zink, Kalzium und Magnesium. Mit all diesen wertvollen Inhaltsstoffen kann der Amarant nämlich aufwarten.
Zwar ist der Amarant in Europa erst vor einigen Jahren richtig populär geworden, aber mittlerweile kann man ihn nicht nur in seiner unverarbeiteten Form kaufen, sondern auch gemischt in Müsli, Müsliriegeln, Keksen und in Kindernahrung.

Im Schatten des großen Bruders: Quinoa

Ähnlich wie Amarant wird auch Quinoa, der Inkareis, verwendet. Auch dieses Pseudogetreide gehört zu der Familie der Fuchsschwanzgewächse und existiert schon seit Jahrtausenden als Nahrungspflanze. In der Heimat Südamerika galt Quinoa als gesunder Nahrungslieferant und als Heilpflanze gegen Halsentzündung. Trotz des aromatischen, mild nussigen Geschmacks konnte Quinoa bis heute nicht so sehr überzeugen wie der verwandte Amarant. Zwar kann man die Saat in Bioläden und Reformhäusern erhalten, aber sie ist lange nicht so bekannt. Dabei sind die Inhaltsstoffe ähnlich vielfältig wie bei dem Bruder Amarant.

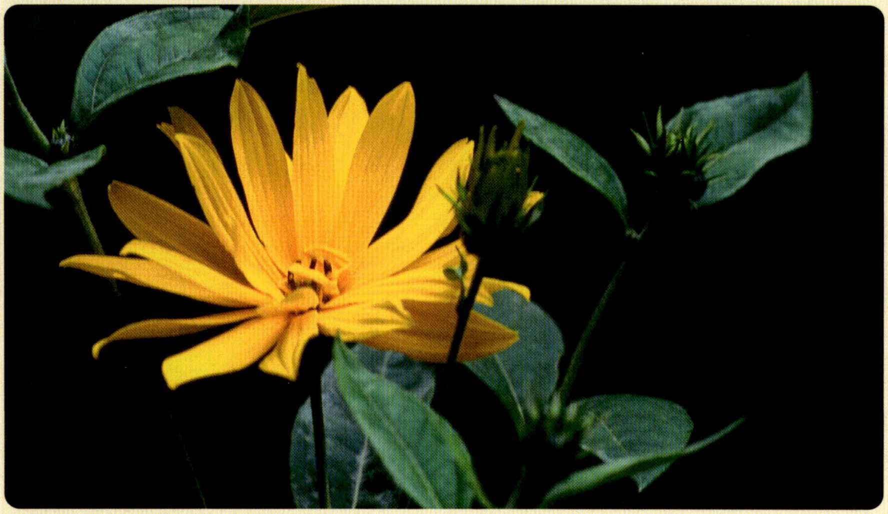

Der schöne Topinambur ist eine wuchernde, zähe Staude, die sich nicht nur rasend schnell ausbreitet, sondern auch andere Pflanzen verdrängt.

UNTERIRDISCHE SCHÄTZE

Als wahrer Schatz erwies sich vor Urzeiten die Topinamburknolle. Sie liegt verborgen unter der Erde und verharrt unscheinbar mit einer Fülle an Nährstoffen in sich. Der Knollen wegen angebaut, enttäuscht die zierliche, hohe Sonnenblume nicht im Geringsten: Die Ernte ist reichlich und kann sogar während der Winterzeit in der Erde verbleiben, da Kälte den knolligen Wurzeln nichts anhaben kann.

Topinambur

Helianthus tuberosum, der sogenannte Topinambur oder auch die Indianerkartoffel, kommt vermutlich aus Mexiko. Sicher ist, dass die ursprüngliche Heimat der alten Kulturpflanze in Nord- und Mittelamerika liegt. Betrachtet man die blühenden Pflanzen, käme man nicht auf den Gedanken, dass die unterirdischen Teile den größten Wert des Topinamburs ausmachen, denn seine oberirdische Schönheit lenkt zunächst vom Rest der Pflanze ab. Wie die bekannte einjährige Sonnenblume *(Helianthus annus)* gehört der Topinambur zur Familie der Korbblütler und sogar zur gleichen Gattung. Die Blüten sprechen eine verwandte Sprache: leuchtend gelb, mit dem typischen Asternköpfchen in der Mitte. Umrandet von zarten, lanzettlichen Blütenblättern steht die Nutzpflanze der Sonnenblume in Sachen Schönheit in nichts nach.

Topinambur zieht seine Nährstoffe zur kalten Jahreszeit in die Knollen ein, die sich rhizomartig verzweigen.

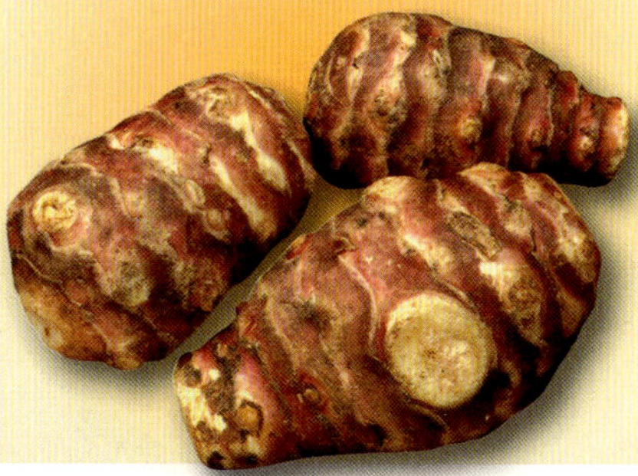

Unerschöpfliche Möglichkeiten

Es gibt noch unzählige andere Nutzpflanzen, die ihren Weg von Amerika aus quer über den Erdball gemacht haben. Nicht nur Nahrungspflanzen gehören dazu, sondern auch Genussmittel wie Tabak oder Kakao, Öllieferanten und Zierpflanzen wie die einjährige Sonnenblume, die Feldstücke zum Leuchten bringt und von weit her einen bemerkenswerten Anblick bietet. Der Hanf *(Cannabis sativa)* ist nicht nur dafür bekannt, dass er Rauschzustände auslösen kann, er liefert als Nutzpflanze vor allem wertvolle Fasern für Seile, Fäden und Garn.

Die Augen nicht verschließen

Ein Blick über den Tellerrand unserer Kultur kann neue Einsichten und Erkenntnisse bringen und auch den Garten in seiner Vielfalt bereichern. Wir werden die Pflanzen mit anderen Augen ansehen, sie zu schätzen wissen und dankbar sein können für die Vielfalt ihrer Gaben.

Was wir von den Ureinwohnern Amerikas lernen können

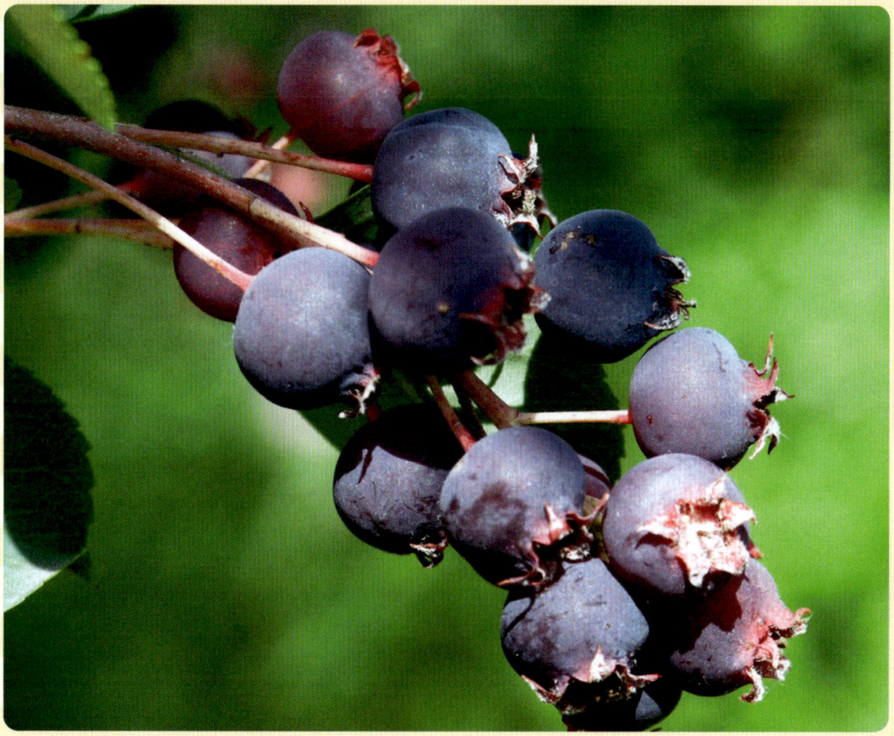

Amelanchier spicata ist *A. aluifolia* sehr ähnlich und stammt aus Amerika.

Unzählige Pflanzen stammen aus Amerika und wurden schon vor Urzeiten von indianischen Völkern genutzt. Lange noch bevor man in Europa eine Ahnung von der Vielfalt der Pflanzen hatte, die in der Ferne blühten und verblühten, dienten diese Gewächse indianischen Völkern als Nahrung und als Quelle zur Heilung. Neu in Europa angekommen, mussten die vielfältigen Möglichkeiten der Nutzung erst durch Versuche herausgefunden werden. Einige davon haben wir wahrscheinlich bis heute nicht entdeckt – Indianer der alten Zeiten vielleicht schon.

Felsenbirne und Mandelfrüchte

Indianer nutzten ganz selbstverständlich eine Obstsorte, die bis vor kurzem in Europa als giftig und gefährlich galt: die Felsenbirne. *Amelanchier alnifolia* ist ein bemerkenswerter Strauch, der in jeder Jahreszeit etwas Besonderes zu bieten hat. Im Frühjahr weiße Blütenpracht und zaghaft silbrig bereiftes Blattwerk, im Sommer frisches Grün und erste Fruchtansätze, im Winter rote kleine Früchte inmitten der sich bunt verfärbenden Blätterkrone. Die Früchte sehen aus wie kleine helle Heidelbeeren und schmecken aromatisch herb ein wenig nach Marzipan. Sie enthalten sehr viele Vitamine.

Die von Fruchtfleisch ummantelten Samenkerne sind tatsächlich leicht giftig. Jedoch gefährden sie nur dann die Gesundheit, wenn sie zerkaut in Massen verschluckt werden. Bei uns gilt die Felsenbirne als Zierstrauch. Nur Kenner wissen um die schmackhafte und gesunde Beerenfreude, die Jahr für Jahr überreich an den Sträuchern hängt. Marmelade, Saft und Mus kann aus den Früchten hergestellt werden.

Reiseproviant – früher und heute

Indianischer Pemmikan, ein getrockneter Brei aus Fleisch und Früchten, enthält oft auch kleine Felsenbirnchen. Einerseits zur geschmacklichen Verfeinerung des Trockenfleisches und andererseits als Vitaminzusatz, der besonders bei langen Reisen die Gesundheit der Nomaden aufrechterhielt. Heute nehmen Bergsteiger und Extremsportler Pemmikan mit auf ihre Touren. Diverse Outdooranbieter haben Pemmikan im Sortiment.

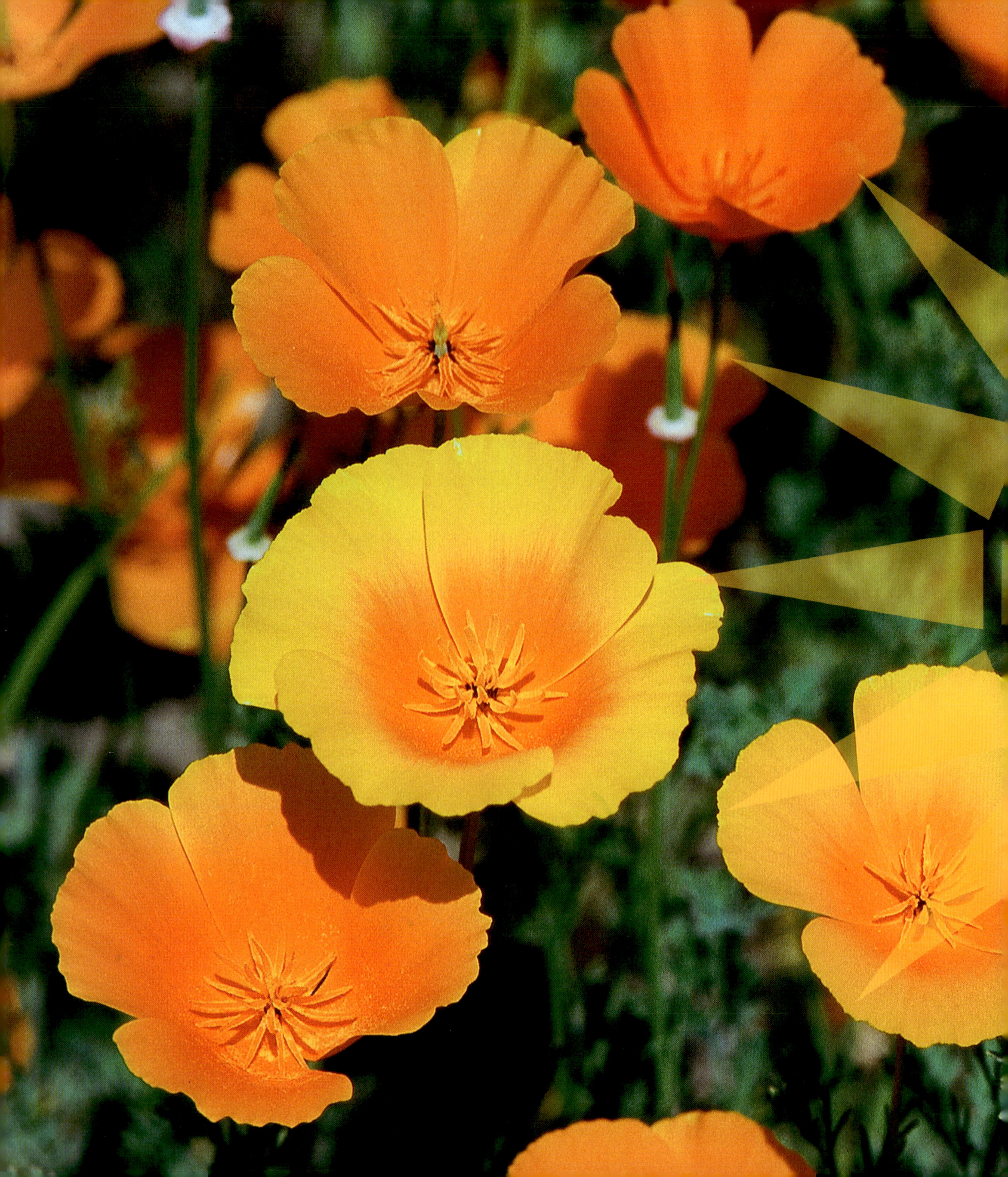

VON ALLERLEI HEILPFLANZEN UND DEREN WIRKUNG

Schon früh erkannten die Ureinwohner Amerikas den Wert der Pflanzen, die sie umgaben. Neben den Nutzpflanzen, die als Ernährungsgrundlage dienten, entdeckten sie die Heilkraft und die halluzinogene Wirkung verschiedener Kräuter und Bäume und überlieferten ihr Wissen an die nächsten Generationen.
Auch wir kennen die heilenden Kräfte vieler Pflanzen, die häufig sogar durch Forschungen bestätigt worden sind. Doch in der westlichen Kultur fehlt die tiefe Verbundenheit mit der Natur, wir haben uns im Gegenteil im Lauf der Zeit von ihr entfernt und erkennen erst langsam wieder, wie sehr wir auf unsere Umwelt angewiesen sind. Indianisches Wissen kann uns weiterhelfen, das Verständnis für die Natur zu vertiefen.

INDIANISCHES WISSEN NUTZEN

Die indigenen Völker verfügen über eine Unmenge an Wissen in ihrer Kultur, von der wir uns einiges abschauen können. Neben den Wirkungsweisen verschiedener pflanzlicher Inhaltsstoffe kennen sie auch die spirituellen Einsatzmöglichkeiten vieler Gewächse. Sie verfügen über die Erkenntnis, dass Heilung manchmal auch durch den Glauben daran zustande kommt und nicht aufgrund spezifischer Inhaltsstoffe bestimmter Pflanzen. Ein Beispiel dafür ist die „Frauenpflanze" *Cimicifuga simplex*, eine Silberkerze. Einige indianische Kulturen verwendeten sie in der Krebsheilung. Es steht jedoch mittlerweile fest, dass die Inhaltsstoffe der Pflanze dafür gar nicht geeignet sind.

Die Knospen der Traubensilberkerze *Cimicifuga racemosa* erblühen von unten nach oben.

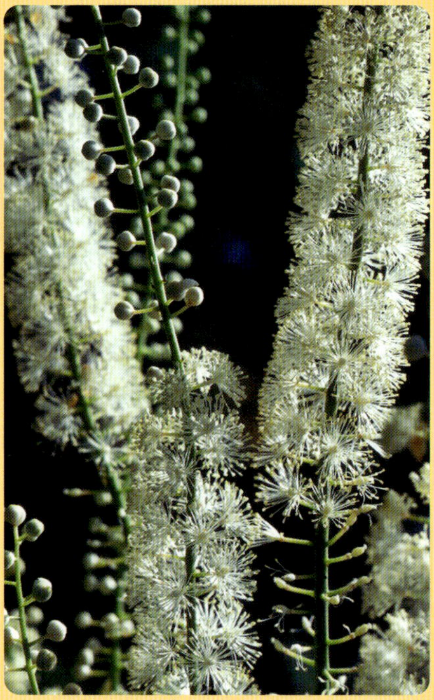

Maisbeulenbrand

Ein Beispiel für das umfassende Wissen indianischer Stämme ist auch die Verwendung von Maisbeulenbrand. Es handelt sich hierbei um den Pilz *Ustilago zeae*, der als Maisparasit bekannt und gefürchtet ist. In der Gewissheit, dass in allen Dingen etwas Gutes und eine sinnvolle Möglichkeit der Verwendung steckt, wurde auch dieser Pilz nicht vorschnell verflucht. Pueblovölker aus Mexiko und Arizona treten den Beweis an: Seit 300 n. Chr. gaben einige Indianerstämme ihr Leben als Nomaden auf und ließen sich in kleinen Dörfern, genannt Pueblos, nieder. Sie begannen Mais, Bohnen und Kürbisse anzubauen und lebten von den Erträgen und der Jagd. Irgendwann mussten sie feststellen, dass eine unbekannte Krankheit ihren Maisertrag zu vernichten drohte. Schwarze unschöne Wucherungen an der Pflanze zehrten sie aus. Form und Farbe des Pilzes sind verantwortlich für den indianischen Namen He'kwitola, Schwarzes Brot.

Der Schädling als Nützling

Die Indianerinnen versuchten aus der Not eine Tugend zu machen und experimentierten mit dem Pilz. Vielleicht ergründeten sie den Geist der störenden Pilz-Art auch in Ritualen und kamen ihrer helfenden Kraft bei der Geburt so auf die Spur. Wie auch immer es geschah, sie fanden heraus, dass der Maisbeulenbrand die Fähigkeit besaß, Wehen zu beschleunigen. Die Sporen, eingeweicht in Wasser, verhalfen den Frauen zu einer Kontrolle des Geburtsvorgangs und erleichterten den schmerzhaften Prozess. Auch bei der Blutstillung nach der Geburt leistete der Pilz gute Dienste.

Der Maisbeulenbrand ist hierzulande ein reiner Schädling. Seine Heilkräfte sind noch nicht umfassend erforscht.

Wert der Frauen

Heilkundiges Wissen der Frauen und Kenntnisse der Heiler bei speziellen Frauenleiden haben in den meisten Kulturen einen sehr hohen Stellenwert. Verständlicherweise! War es doch gerade in der Vergangenheit für indigene Völkergruppierungen lebensnotwendig, den Fortbestand des Stammes oder der Familie nachhaltig zu sichern. Und dies war ohne die Frauen nicht machbar. In Nordamerika gibt es insgesamt über 400 Pflanzen, die unterschiedliche Indianerstämme nachweisbar als Heilmittel gegen spezifische Frauenleiden verwendeten. Allein diese Zahl belegt, wie hoch der Stellenwert der Frauen in vielen indianischen Kulturen gewesen sein muss.

INDIANISCHE FRAUENMEDIZIN

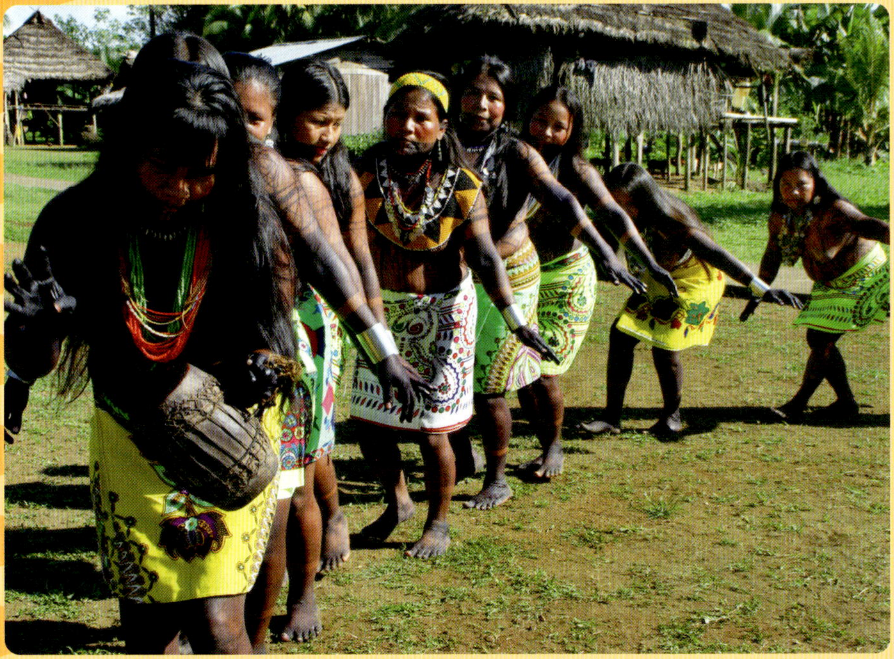

Frauen hatten in indianischen Kulturen einen besonders hohen Stellenwert.

Unzählige andere Pflanzen galten in indianischen Kulturen als Heilmittel für Frauenleiden. Oft gemischt mit anderen Verwendungsmöglichkeiten, trugen die meisten Pflanzen laut indianischer Heilkunde wenigstens zum Teil zur Gesundheit und Schmerzfreiheit der Frauen bei. Ob Nutzpflanze, Rauschpflanze, unauffälliges Kraut oder blühende Zierde – die Apotheke der Indianerinnen war umfangreich und vielfältig. Frische Kürbissamen galten beispielsweise als menstruationsfördernd, ebenso wie Chilischoten; Aztekinnen berichteten sogar von einer aphrodisierenden Wirkung.
Heute, zur Zeit der medizinischen Rundumversorgung, des Nahrungsüberflusses und der relativ guten allgemeinen Gesundheitslage in Europa, ist eine Geburt Routinesache. Sie führt nur selten zum Tod der Frau oder des neugeborenen Kindes.

Aus der Not geboren ...

In längst vergangenen Zeiten hingegen sah es anders aus: Damals war eine Geburt von großen Risiken begleitet – nicht selten starben Mutter und Kind, häufig auch erst nach der Geburt infolge von Infektionen oder mangelhafter Ernährung. Indigene Kulturen waren angewiesen auf das, was die Natur ihnen als Hilfsmittel gegen Krankheit und Schmerzen zur Verfügung stellte. Und dies betrifft auch und im Besonderen die medizinische Versorgung von Frauen und Kindern. Medizin gegen Frauenleiden stellt eine ganz eigene Kategorie der Heilkunde in indianischen Kulturen dar.

Erfinderisch

Die Chippewa-Indianer beispielsweise, ein Stamm aus Nordamerika und Kanada, benutzten ein Mittel aus Kratzdistel und Löwenzahn, um die Schmerzen und Krämpfe einer Frau während der Geburt zu lindern. Sie mischten jeweils vier Wurzelstücke der Pflanzen mit 1 l Wasser und ließen das Gemisch durchziehen. Als Getränk eingenommen half es, die Schmerzen erträglicher zu machen.

Löwenzahn ist in vielen Teilen der Welt heimisch. In Europa wird er meist als Unkraut verschmäht, Indianer nutzten die Heilkräfte der Pflanze.

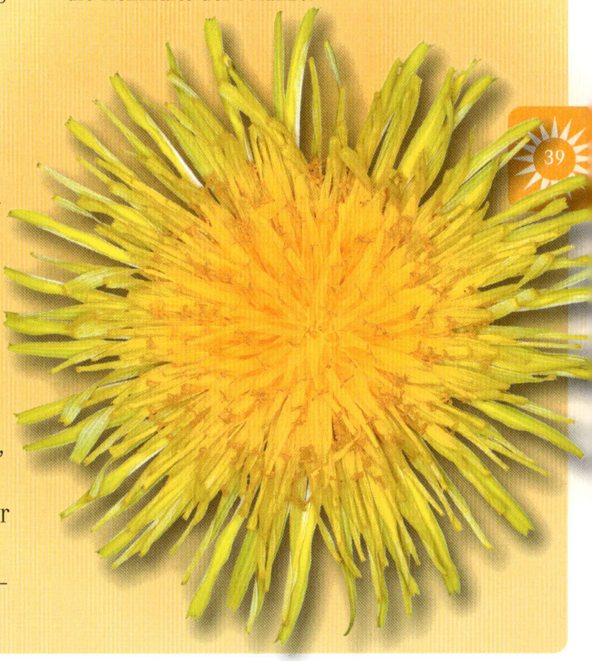

Die Natur-Apotheke der Frauen

Indianerinnen – Heilerinnen

Frauen wussten häufig am besten Bescheid über die für sie notwendige medizinische Versorgung – sie kannten ihre eigenen Leiden. Was also lag näher, als sich auch in deren Bekämpfung kundig zu machen? So wurden Indianerinnen im Lauf der Zeit zu Meisterinnen der Frauenheilkunde. Ob es um Menstruationsbeschwerden, Brustschmerzen, Schwangerschaften oder Infektionen im Vaginalbereich ging – für fast alle Belange hatten sie eine heilende Pflanze zur Hand oder wenigstens in erreichbarer Nähe. Nur bei schwereren Krankheiten oder besonders riskanten Geburten kam ein Medizinmann oder ein Schamane zu Hilfe und griff durch Kontakt zur Geistwelt in den Heilungsprozess ein.

Die Kraft der Frauen

In manchen Indianerstämmen galt eine Frau während ihrer Menstruation als stärker und mächtiger als jeder Medizinmann. Die Blutung, so der Glaube, verlieh jeder Frau einen besonders starken Kontakt zu Mutter Erde und steigerte so ihre spirituellen Kräfte ins Unermessliche.

Die „pflanzliche Apotheke" lieferte Indianerinnen umfangreiche Mittel zur Bekämpfung von spezifischen Frauenleiden. Wie vielfältig die Palette der Wirkungen einer einzigen Pflanze sein kann und wie anerkannt diese mittlerweile zum großen Teil auch im modernen europäischen Heilwissen sind, sollen die aufgeführten Pflanzenbeispiele zeigen.

Beifuß

Wermut und Estragon aus der Gattung *Artemisia* sind Kräuter, die sich in Europa schon vor langer Zeit einen Namen gemacht haben. Ihre Wirkungen und Anwendungsmöglichkeiten sind weitestgehend bekannt. Doch wie sieht es mit dem amerikanischen Steppenbeifuß aus? *Artemisia ludoviciana* gehört zu einer Gattung mit vielen Arten. Einige davon sind in Eurasien, in Afrika und auch in Nord- und Südamerika heimisch. Der Beifuß genoss in allen Kulturen, die er mit seinem Vorkommen bereicherte, ein sehr hohes, sogar religiöses Ansehen. Aufgrund seiner Heilkräfte wurde er verehrt und angebetet. Beifuß steht für die Abwehr alles Bösen, für Gesundheit, aber auch für Leid. Die symbolische Kraft einer Pflanze ist umso breiter gefächert, je stärker ihre kulturelle Einbettung ist. Daher sind Widersprüche in der symbolischen Deutung keine Seltenheit.

Vielfältige Einsatzbereiche

Bei den Chippewa-Indianern galt mit Beifußwurzel versetztes Wasser als wirkungsvolles Mittel gegen zu starke Menstruation, Schleimproduktion und Schweißausbrüche. Andere Stämme hingegen nutzten einen Aufguss des getrockneten Krauts mit heißem Wasser bei zu schwacher Menstruation und zum Schwitzen bei fiebrigen Krankheiten. Diese widersprüchlichen Verwendungen erklären sich vielleicht aus der Nutzung verschiedener Beifuß-Arten. Einigkeit herrschte aber in der Verwendung des bitteren Tees gegen Magenbeschwerden. Eine englische Bezeichnung für Beifuß lautet Wormwood. Ein Name, der für sich selbst spricht, denn ein Tee aus Beifußkraut trank man traditionell zur Entfernung von Würmern im Darmbereich.

Lebensbejahende Kraft

Nordamerikanische Indianer erkannten schon früh, dass die getrocknete Pflanze zwischen den Fingern zerrieben einen aromatischen und stimulierenden Geruch verströmte. Ähnlich der Zeder oder dem Salbei wirken die Öle der Pflanze anregend. Nicht umsonst nennt man den Beifuß in Amerika auch Sage. Das ist der englische Name für Salbei. Getrocknet und in Bündeln verschnürt ließen Indianer das Kraut auf heißen Steinen in der Schwitzhütte schweißtreibende Dämpfe absondern. Man sagte dem Beifuß nach, dass er mit seiner lebensbejahenden Kraft negative Schwingungen vertreiben könne. Die Lakota-Indianer nannten die Pflanze No appetite medicine. Sie inhalierten den Rauch der verbrann-

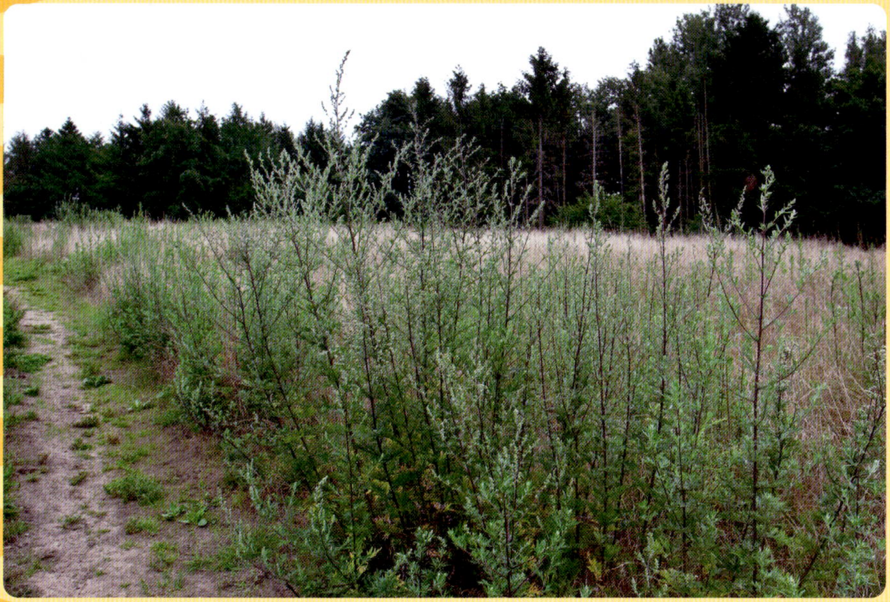

Beifuß wächst gern an Wegrändern.

ten Droge, um Appetitlosigkeit zu vertreiben und die Lust auf Essen wiederherzustellen.

Goldmohn

Eine weitere Schlaf- und Beruhigungsdroge aus dem indianischen Alltag ist der Goldmohn – auch Schlafmützchen genannt. Die ganze Pflanze, botanisch *Eschscholzia californica* aus der Familie der Mohngewächse, verströmt in getrockneter Form eine einschläfernde Wirkung. Verteilt man sie im Bett, schenken die ätherischen Öle einen tiefen, erholsamen Schlaf. Das ist der Grund für die Beliebtheit, welcher sich die Pflanze in Stämmen mit vielen Kleinkindern erfreute: Sie diente der Beruhigung von jammernden und aufgedrehten Kindern zur Schlafenszeit.

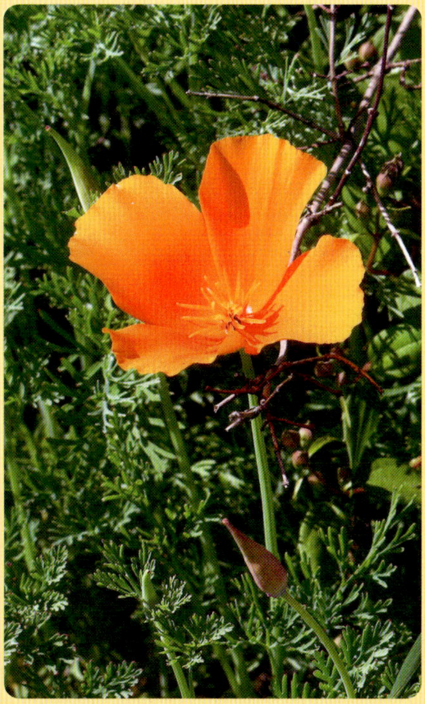

Kalifornischer Kappenmohn *(Eschscholzia californica)* oder Schlafmützchen wird bei uns überwiegend ein- und zweijährig kultiviert.

Märchenhafter Goldbecher

Der Goldmohn erhielt seinen aussagekräftigen Namen aufgrund der leuchtend dunkelgelben Farbe der zartseidenen Blütenblätter. Spanische Siedler in Nordamerika ließen ihre Fantasie gemeinsam mit der Mohnpflanze erblühen und stellten sich vor, dass die goldgelbe Farbe der Blüte sich mit dem Tod der Pflanze zur Winterzeit in echtes Gold verwandelt. Einen Becher Gold, so die Sage, verstecke sich unter jeder Copa del Oro. Kein Wunder, dass weitere Geschichten und Märchen rund um die zarte Blume entstanden. Sie liefern während der Blütezeit von Juli bis Oktober einen überwältigenden Anblick.

Schönheit nebensächlich

Doch die Schönheit der Pflanze war für die Indianerinnen Kaliforniens und Mexikos wahrscheinlich nebensächlich. Viel wichtiger waren die heilenden Geister des Goldmohns: Mütter verminderten den Milchfluss, indem sie zerquetschte Fruchtkapseln oder Wurzelsaft auf der Brust verrieben.

Als Mittel zur Wundreinigung und zur Schmerzlinderung dienten die Wurzel oder die Milch aus den Stängeln der Pflanze.
Die Mohnmilch linderte mit ihrer leicht betäubenden Wirkung stechenden Zahnschmerz, wenn man sie auf die schmerzende Stelle tupfte.
Auch ein Wurzelstück, in den hohlen Zahn gesteckt, sollte Zahnschmerzen vertreiben.
Bekannt ist aus Mexiko auch ein Tee aus Blüten zur Beruhigung der Nerven.
Die Wirkstoffe der Pflanze beinhalten außerdem mäßig giftige Substanzen. Deswegen verwendeten einige Stämme den Goldmohn als Brechmittel. Davon ist heute allerdings abzuraten – denn eine Überdosierung ist stark gesundheitsgefährdend.
Empfehlenswert ist die kleine Mohnpflanze aber als Lichtblick für den Vorgarten.

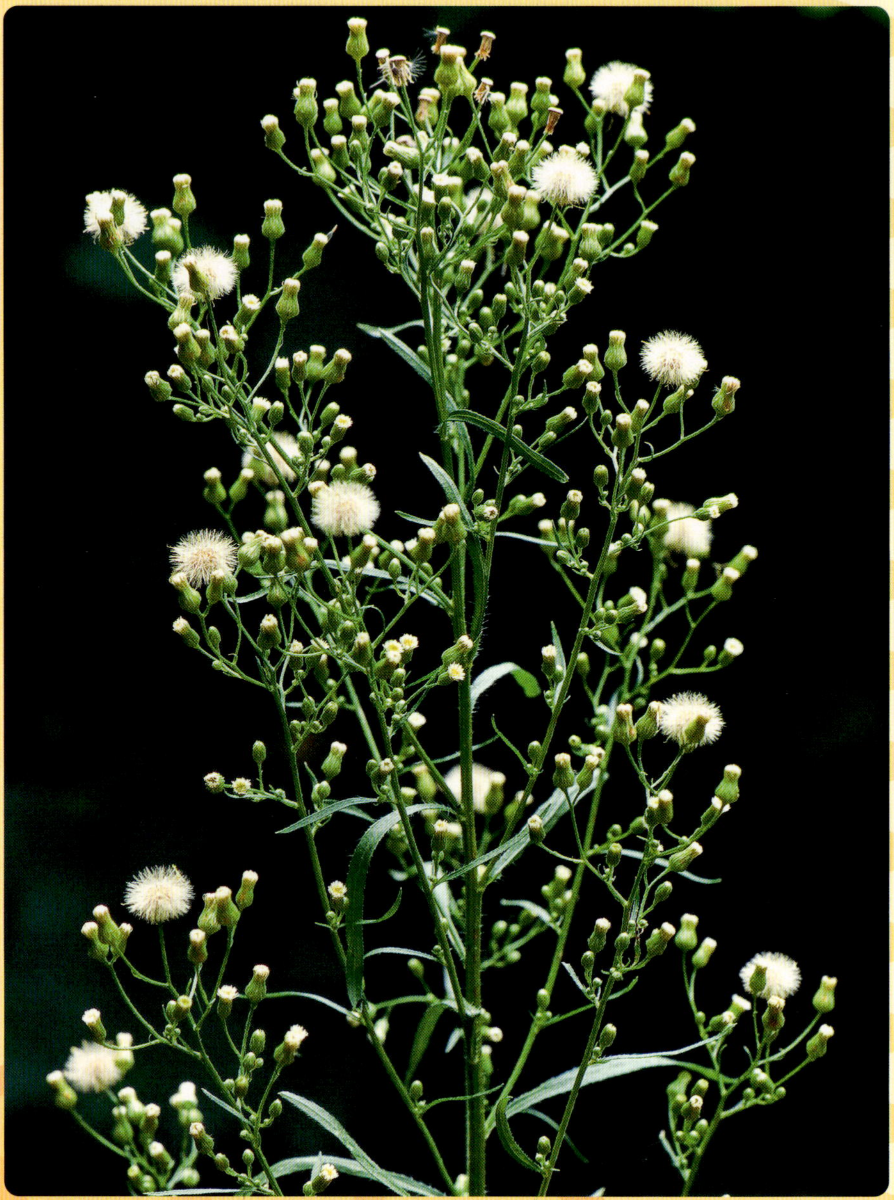

Kanadisches Berufkraut schleicht sich manchmal ganz von selbst in unsere Gärten ein.

Kanadisches Berufkraut

Conyza canadensis, das Kanadische Berufkraut, ist eine widerstandsfähige Pflanze aus der großen Familie der Korbblütler. Sie liebt Kalk und Sonne und gibt sich mit wenig Komfort zufrieden. Die kleinen weißen Blüten gleichen ihren größeren Verwandten – zum Beispiel den vielen Herbstaster-Arten. Mit seinen filigranen weißen Blüten kann das Berufkraut im floristischen Bereich gut als Schleierkraut-Ersatz herhalten.

Schnelle Verbreitung

Ursprünglich besiedelte das Kraut die nordamerikanische Steppenlandschaft. Trotz ihrer nur einjährigen Lebensdauer hatte die Pflanze nie Schwierigkeiten, ihre Art zu erhalten, denn die leichten Samen werden durch den Wind in alle Himmelsrichtungen getragen.
Nachdem sie im 17. Jahrhundert den langen Weg nach Europa angetreten war, im Gepäck eines Reisenden versteckt, gelangte sie auf europäischen Boden und verbreitete sich dort ebenso schnell und effektiv wie in

der heimischen Prärie. Heute ist das Kanadische Berufkraut in allen gemäßigten Zonen der Welt verteilt. Die Chippewa-Indianer verabreichten die Pflanze als Mittel gegen Schwächegefühle von Frauen vor oder nach der Periode. Leider ist nicht mehr bekannt, wie sie die Droge verarbeiteten. Auch bei anderen Frauenkrankheiten fand das Kraut Verwendung.
In der europäischen Homöopathie hat sich das Berufkraut ebenfalls einen Raum erobert: Es gilt als wirkungsvoll gegen Durchfall, Gicht, Rheuma und Arthritis. Außerdem befördert die Einnahme der homöopathischen Dosis die Durchblutung der Venen und lindert eine zu starke Menstruation.

Rainfarn

Tanacetum vulgare, die bei uns unter dem Namen Rainfarn bekannte Pflanze, ist ebenfalls giftig und darf nicht eingenommen werden. Indianer wussten sie jedoch in geringer Dosierung gegen Ohrenschmerzen, Fieber und Halsschmerzen einzusetzen. Der indianische Name Young-Woman's-Leave bezieht sich auf die wichtige Unterscheidung zwischen verheirateten und unverheirateten Frauen. Manche Medizin, so glaubte zum Beispiel der Chippewa-Stamm, wirke unterschiedlich vor und nach dem ersten Geschlechtsverkehr. Der Rainfarn galt als Mittel gegen zu lange oder zu starke Blutung bei jungen Frauen. Blieb die Regel aus, so behalf man sich ebenfalls mit einem Aufguss aus den Blüten.

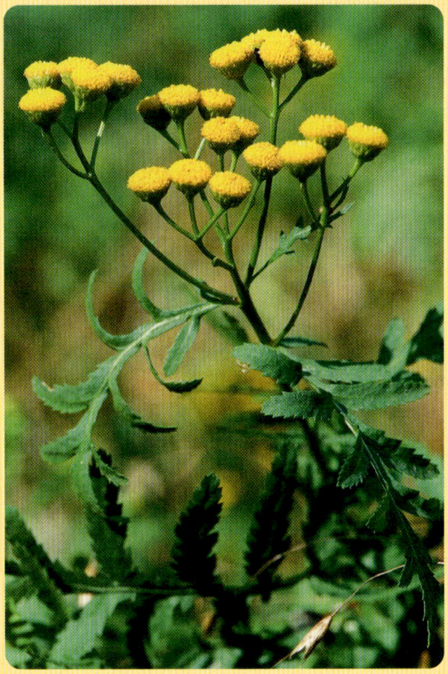

Der Rainfarn stammt nicht aus Europa, ist aber aus unserer Landschaft nicht mehr wegzudenken.

Gegen Schädlinge

Rainfarn ist ein ausgezeichnetes Mittel gegen Schädlinge an Zimmerpflanzen: Das getrocknete Kraut wird etwa 1 : 4 im Wasser aufgekocht. Der fertige Tee sollte mit ungefähr der 10-fachen Wassermenge verdünnt werden, da er sonst Schäden an der Pflanze verursachen könnte. Zu finden ist der Rainfarn auf Wiesen und an Wegrändern. Immer der Nase nach ...

Sagenumwobene Schafgarbe

Die bekannteste Wirkung der Pflanze ist ihre blutstillende Eigenschaft. Daher auch der botanische Name *Achillea millefolium*: Achilles, der sagenumwobene Held des Trojanischen Krieges, soll mit der Gemeinen Schafgarbe wahre Wunder der Heilung vollbracht haben. Nordamerikanische Ureinwohner nutzten die Blätter schon früh als blutstillende Minipflaster. Gepresst auf stark blutende Wunden setzt die Gerinnung mithilfe pflanzlicher Wirkstoffe sehr viel schneller ein.

Schafgarbe

Der unverwechselbare, leicht minzige Geruch der Schafgarbe lässt selbst ohne ausgewiesene Kräuterkenntnisse vermuten, dass sich heilende Wirkstoffe in ihrem unauffälligen Äußeren verbergen. Manche lieben den Duft, andere wenden sich mit gerümpfter Nase ab.
In Europa ist die Schafgarbe ein gewohntes Bild. Sie ist eine der wenigen Pflanzen, die fast auf der ganzen Erde verbreitet wachsen. Es ist ein kleines zähes Wildkraut, das sich auf Wiesen und an Wegesrändern wohlfühlt.

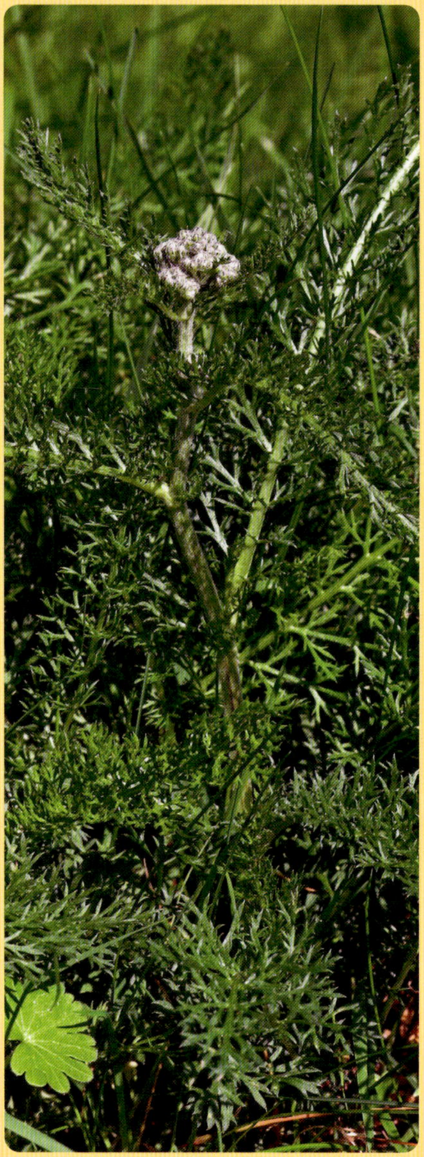

Das Kraut der Schafgarbe wächst dicht und üppig. Zaghaft entwickeln sich die Knospen.

Anspruchslos und wirkungsvoll

Vermutlich wegen ihrer weiten Verbreitung und des medizinischen Geruchs ist die Schafgarbe mit ihren Heilkräften vielen indigenen Völkern bekannt. Ein Tee aus dem getrockneten Kraut linderte eine zu starke Menstuation und Unterleibsschmerzen. Frauen aus dem Stamm der Makah nahmen frische Blätter zu sich, um die Wehen einzuleiten. Einen konzentrierten Sud aus der Pflanze tranken sie nach der Geburt, damit der Uterus schneller heilte. Schafgarbe war bei den Frauen sehr beliebt. Heilkundige Indianer verabreichten den Schafgarbentee auch gegen Erkältungen, besonders bei Fieber und Kopfschmerzen. Musste ein krankes Kind lange liegen, so ließ der Medizinmann frische Blätter der Schafgarbe im kochenden Wasser auskochen. Die aromatischen Dämpfe erfrischten den Raum und verbreiteten Mut zur Genesung.

Schafe sind ganz verrückt auf frische *Achillea millefolium*. Vielleicht leitet sie der Instinkt, denn die heilenden Eigenschaften wirken bei Ihnen.

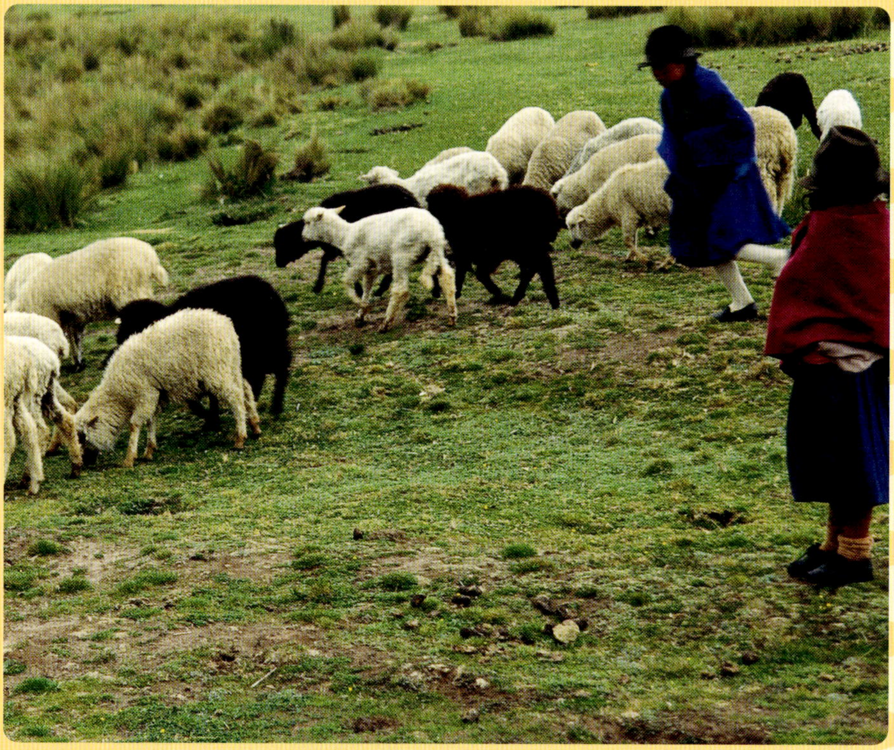

Zum Ausprobieren

Die frischen Triebspitzen der Schafgarbe schmecken ausgezeichnet als Salatbeilage und führen dem Körper viel Magnesium zu. Als Tee ist das Kraut heute gegen Darmkrämpfe, Magenbeschwerden und Regelbeschwerden anerkannt. Als Mittel gegen plötzlich versiegende Muttermilch erhielt die Schafgarbe einen weiteren Namen: Milchschelm.

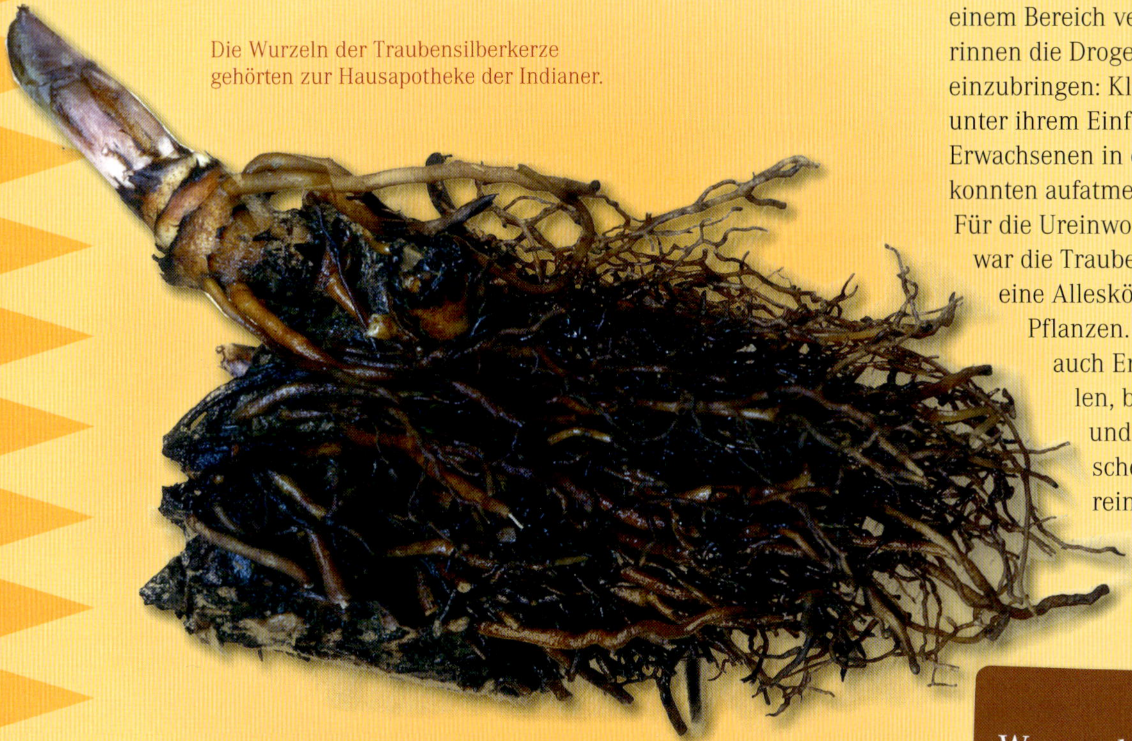

Die Wurzeln der Traubensilberkerze gehörten zur Hausapotheke der Indianer.

Traubensilberkerze

Die Traubensilberkerze *(Cimicifuga racemosa)* stammt ursprünglich aus Nordamerika. Im 18. Jahrhundert gelangte sie nach Europa. Zunächst in botanischen Gärten angebaut, sollte die Pflanze mit dem klingenden Namen schon bald weitere Verbreitung erfahren, denn die heilenden Kräfte fanden in Europa rasch Anklang. Die Traubensilberkerze ist eine der Heilpflanzen, die zusammen mit der Kenntnis über ihre Anwendung nach Europa eingeführt wurden.
Den Indianerinnen zu Ehren, die die Wirkung der Pflanze entdeckten, nannte der amerikanische Arzt Benjamin S. Barton sie Anfang des 18. Jahrhunderts Squaw root, die Wurzel der Squaw. Ein anderer Name, Snape root, macht uns auf eine weitere Wirkung aufmerksam: Bestandteile der Pflanze wurden als Gegengift bei Schlangenbissen benutzt.

Hauptanwendungsgebiet

Hauptsächlich wird die Traubensilberkerze jedoch in der Frauenheilkunde eingesetzt. Das ist heute der Fall und es war schon damals so: Indianerinnen erkannten den Geist der Pflanze. Sie ernteten die knotige Wurzel – genauer gesagt: die Rhizome der Pflanze. Die getrockneten Stückchen waren ein grundlegender Teil der indianischen Hausapotheke. Sie halfen bei Menstruationsschmerzen – auch gegen Rückenschmerzen während der Menstruation –, gegen Beschwerden in den Wechseljahren und Entzündungen im Vaginalbereich und fördern den des Milchfluss nach der Niederkunft. Und in noch einem Bereich verstanden Indianerinnen die Droge klug in den Alltag einzubringen: Kleinkinder schliefen unter ihrem Einfluss besser und die Erwachsenen in der Umgebung konnten aufatmen.
Für die Ureinwohner Nordamerikas war die Traubensilberkerze fast eine Alleskönnerin unter den Pflanzen. Denn sie vermochte auch Erkältungen zu heilen, brachte erschöpften und ausgelaugten Menschen neue Energie und reinigte die Nieren.

Wanzenkraut und Frauenkraut

Auch der botanische Name vermittelt eine Botschaft: Cimex bedeutet Wanze und Fuga Flucht. Racemus ist die Traube und verweist auf den traubenförmigen Blütenstand. *Cimicifuga racemosa* also ist das Kraut, das die Wanzen in die Flucht zu schlagen vermag. Und nicht nur die Wanzen – auch andere Käfer und Insekten nehmen vor dem Kraut Reißaus. Es scheint einen für Insekten unangenehmen Geruch auszudünsten.

KRAFT MUSS KEINE GROSSEN BLÜTEN HABEN – VERKANNTE (WILD-)KRÄUTER

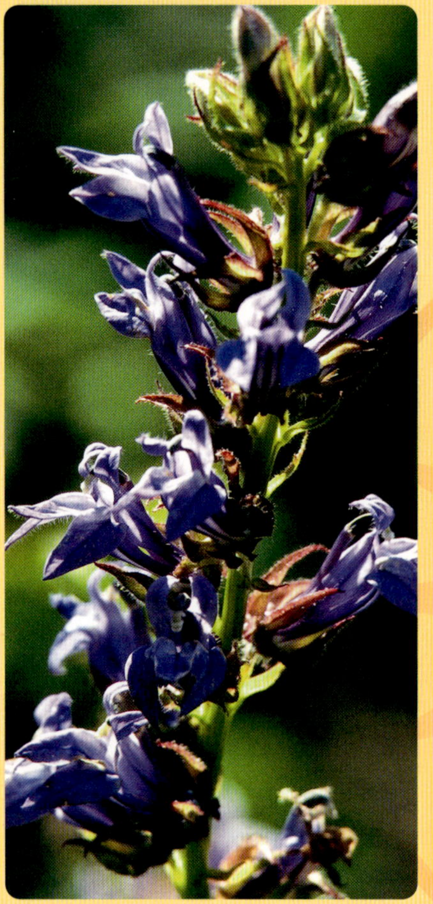

Eine Lobelien-Art ist *Lobelia siphilitica*. Der Artname lässt auf die Verwendung schließen: Die Pflanze war gegen Syphilis wirksam.

Sie kreuchen und fleuchen überall dort, wo sie nicht sein sollen. Inmitten der sorgsam gehegten Zier- oder Nutzpflanzenbeete, in Feldern zwischen Korn und Mais, sogar vor Pflanzentrögen machen sie nicht Halt: die Wildkräuter, respektlos Unkräuter genannt. Mit Schimpfnamen bedacht, von Flüchen getroffen und immer wieder entfernt, kehren sie stetig zurück. Sie lassen sich kaum ausrotten. Und das ist ein großes Glück! Die ungeliebten Wildkräuter stecken nämlich voller Überraschungen. Viele von ihnen verbergen heilende Inhaltsstoffe und stärken, als vitaminreiches Gemüse genossen, nachhaltig die Gesundheit. Die Indianer Amerikas ließen sich von unauffälligen, reizlos scheinenden Pflanzen nicht täuschen – die Wildkräuter gehörten bei ihnen zum gewohnten Speiseplan und ihre Heilkräfte waren gut bekannt.

Lobelie

Bei uns höchstens als Zierpflanze bekannt, ist *Lobelia inflata* in ihrer Heimat Nordamerika ein Wildkraut. Es wächst auf Brachflächen, an Wegesrändern und in offenen, lichten Wäldern. Der Indianertabak aus der Familie der Glockenblumengewächse hat botanisch gesehen nichts mit dem Tabak gemein. In einer Form der Nutzung allerdings schon: Vielleicht liegt es am Geschmack, der dem des Tabaks ähnelt, dass die Lobelie in einigen indianischen Stämmen als Tabakersatz geraucht wurde. Für die Cherokee und die Irokesen war *Lobelia inflata* ein Hilfsmittel, um von Süchten wie Alkohol oder Nikotin loszukommen. Der Rauch wirkt leicht narkotisch. Er stimuliert und beruhigt gleichzeitig und hat damit einen ähnlichen Effekt wie Nikotin. Der rauschähnliche Zustand versetzte die Schamanen in Trance und belebte ihr zweites Gesicht. Die Lobelie verstärkte die Gabe der Weissagung und galt als Zaubermittel und rituelles Kraut. Gegen mystische Krankheiten wurde die Wirkkraft der Lobelie eingesetzt. Ein starker Sud aus dem Kraut führte zu Brechreiz und starker Übelkeit. In Verbindung mit einer zeremoniellen Austreibung konnte der „Pflanzengeist“ gegen die Krankheit kämpfen und siegen.

Einsatzgebiete der Lobelie in indianischen Kulturen:

- Äußerlich gegen Hautkrankheiten und Entzündungen
- Innerlich gegen Magen-Darm-Reizungen, Wurmbefall, Asthma und als Brechmittel

Gift- oder Heilpflanze?

Es war lange Zeit umstritten, ob man die Lobelie zu den Giftpflanzen zählen soll oder nicht. Doch auch hier gilt der Satz des bekannten Naturforschers Paracelsus (1493–1541): *„Alle Dinge sind Gift und nichts ist ohne Gift. Allein die Dosis macht, dass ein Gift kein Gift ist.“*

Löwenzahn

Als gebürtiger Grieche hat sich der Löwenzahn *(Taraxacum* sect. *Ruderalia)* schon vor vielen Jahrhunderten in Amerika verbreitet. Er braucht nur wenig Aufmerksamkeit – ein bisschen Erde mit den nötigsten Nährstoffen reicht ihm zum Wachsen, Blühen und Fortpflanzen aus. Seine gelben, unverwechselbar riechenden Blüten fallen trotz ihrer Schönheit und Leuchtkraft kaum mehr auf, so gewohnt ist ihr Bild. Auch unter dem Namen Pusteblume bekannt, ist der Löwenzahn wegen seines luftigen Samenballs nach der Blüte besonders bei Kindern beliebt. Und gefürchtet!

Allroundtalent

Ein altes Ammenmärchen, das sich zäh hält, besagt, dass in der aus dem Stängel austretenden klebrigen Milch ein starkes Gift enthalten sei. Das ist jedoch nicht wahr. Im Gegenteil ist das vermeintlich unnütze Wildkraut ein Alleskönner. Amerikanische Ureinwohner verwendeten die ganze Pflanze.
Das frische Blattkraut und die jungen Stängel schmecken leicht bitter, sind aber genießbar und gesund. Sie reinigen das Blut und eignen sich deswegen gut für eine Kur im Frühjahr.
Die Wurzel wurde während der langen Blütezeit von April bis November geerntet, in Wasser eingelegt oder ausgekocht, um die Wirkstoffe herauszulösen. Der entstandene Sud diente der Behandlung erkrankter Hautpartien. Ekzeme, Ausschläge und Entzündungen gingen zurück und verheilten schneller.
Die reinigenden Kräfte des Löwenzahns halfen bei Leber- und Nierenschäden und entgifteten den Körper.

Schachtelhalm

Der Schachtelhalm ist da schon etwas eigener: Die Gattung besteht aus vielen Arten, denen ihr sonderlich anmutendes Aussehen gemein ist. Im Frühjahr strecken blasse, spargelähnliche Triebe ihren Kopf aus der Erde. Erst im Sommer entstehen die sogenannten Sommerwedel mit der charakteristischen Ähnlichkeit zu winzigen, nicht verholzten Nadelbäumen. Einige Arten enthalten Giftstoffe. Ist es unsicher, ob man den richtigen Schachtelhalm gefunden hat, so sollte man der eigenen Gesundheit wegen besser auf die Einnahme verzichten.
Ein für uns eher fremd anmutender Gebrauch ist das bei vielen indianischen Völkern beliebte Räuchern und Inhalieren mit und von Pflanzen. Der verbrannte Schachtelhalm wirkte stimulierend, aphrodisierend und potenzsteigernd auf die eingeräucherten Menschen. Auf langen Reisen trugen sie Wurzelstückchen des Krauts mit sich – in Notsituationen stillten sie damit Blutfluss und retteten so Leben.

Sommerwedel von *Equisetum arvense*, dem Acker-Schachtelhalm

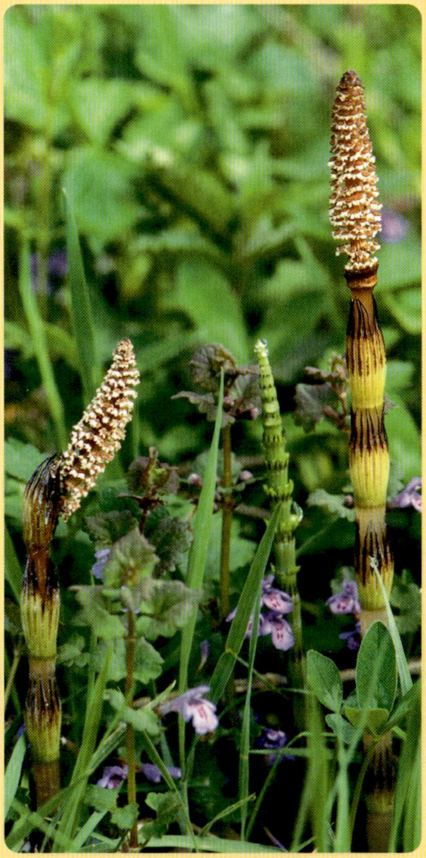

Ungewöhnliche Verwendung

Ungiftig und heilkräftig ist *Equisetum arvense* – der Acker-Schachtelhalm. Die Frühjahrstriebe dienten einigen nordamerikanischen Indianerstämmen als erste grüne Nahrung nach der Winterzeit. Wie Spargel zubereitet, sind sie sehr schmackhaft. Zu medizinischen Zwecken wurden die später austreibenden Sommerwedel gesammelt. Als Tee reinigten sie die Nieren und wirkten harntreibend.

Auch in der alltäglichen Praxis erfüllte der Schachtelhalm einen Zweck: Als leichtes Scheuermittel diente die Pflanze zum Reinigen. Für den Scheuer- und Reinigungseffekt ist die Kieselsäure in der fossilen Pflanze verantwortlich. Der volkstümliche deutsche Name Zinnkraut beweist, dass diese Art der Nutzung auch hierzulande bekannt war. Schachtelhalmtee mit Meersalz versetzt kann in der Erkältungszeit auch durch die Nase eingezogen werden. Zwar ist das Gefühl dabei gewöhnungsbedürftig, aber das Resultat lohnt sich – die Nase ist erst einmal wieder frei.

Vogelmiere

Stellaria media, die Vogelmiere, heißt auf Englisch Chickweed (Vogelgras). Tatsächlich wirkt die kleine Kriechpflanze mit den winzigen, hübsch anzusehenden Blüten wie ein starker Magnet auf Hühner und andere Vögel. Sie zerren, rupfen und reißen an dem Kraut, bis kein Blättchen mehr davon übrig ist. Die feinen Wurzeln sind kaum in der Erde verankert, und es fällt leicht, die Vogelmiere aus Beeten zu entfernen – trotzdem ist sie nicht sehr beliebt. Und das zu Unrecht!

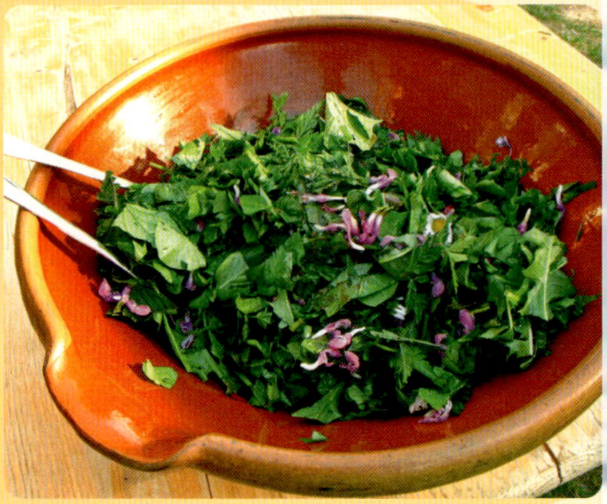

In einen richtigen Wildkräutersalat gehört auch Vogelmiere.

Die Vogelmiere ist an ihren weißen sternförmigen Blüten und den behaarten Blättchen gut zu erkennen.

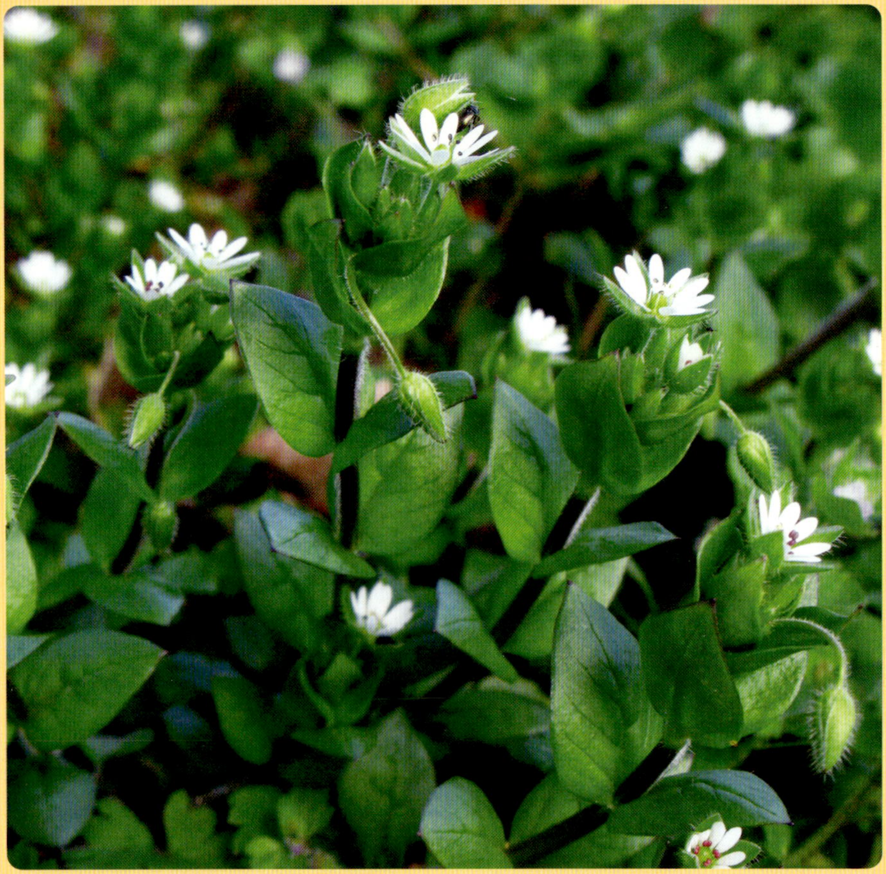

Einmal auf den Geschmack gekommen

Wer die Vogelmiere einmal gekostet hat, will das zarte Kraut gar nicht mehr loswerden: Leicht salzig macht sich die Vogelmiere gut als grüne Salatspezialität. Indianer nahmen das gesamte Kraut frisch, getrocknet und als Tee gegen innere Entzündungen, Bronchitis, Heiserkeit und allgemeine Schwächegefühle zu sich. Als Umschlag auf Verbrennungen gelegt, heilte die Wunde komplikationslos. Ungefährlich, schmackhaft und heilkräftig, wie sie ist, kann man die Vogelmiere für den möglichst häufigen Gebrauch nur empfehlen!

Stachelige Medizin – Kräfte der Koniferen

Die spirituelle Bedeutung verschiedener Koniferen kennen wir – und das nicht nur, seitdem es den Weihnachtsbaum als Symbol des ewigen Lebens gibt. Koniferen haben auch bedeutende Inhaltsstoffe, die aber nur zum Teil genutzt werden. Die indianischen Urvölker erkannten früh den Wert der Pflanzen und wussten sie gegen unterschiedliche Leiden einzusetzen.

Eibe

Die Pazifische Eibe, *Taxus brevifolia,* ist eine nordamerikanische Verwandte unserer heimischen Eibe, *Taxus baccata.* Sie wächst äußerst langsam im Unterholz nordamerikanischer Regenwälder. Als Allheilmittel wird sie schon sehr lange von indianischen Heilkundigen genutzt. Sie waren es auch, die die Kraft der Eibe gegen Krebserkrankungen erstmalig erkannten und nutzten. Erst viel später, Mitte des 20. Jahrhunderts, fanden Wissenschaftler heraus, dass der Wirkstoff Taxol aus der Rinde der Pazifischen Eibe das Krebszellenwachstum verlangsamt. Leider ist die Gewinnung des Stoffs äußerst schwierig, da sich nur eine winzige Menge aus der Rinde herausfiltern lässt. Alle anderen Eiben-Arten sollen kein Taxol in sich tragen. Nach schwierigen und Versuchen in der medizinischen Krebsforschung ließ sich jedoch ein relativ wirksames Krebsmittel herstellen. Der Forschung war ein Durchbruch gelungen. Heute versucht die Wissenschaft den Wirkstoff synthetisch herzustellen, um den spärlichen Bestand von *Taxus brevifolia* nicht noch weiter zu verringern.

Die ovalen Samen der Pazifischen Eibe sind von einem fleischigen roten Samenmantel umschlossen.

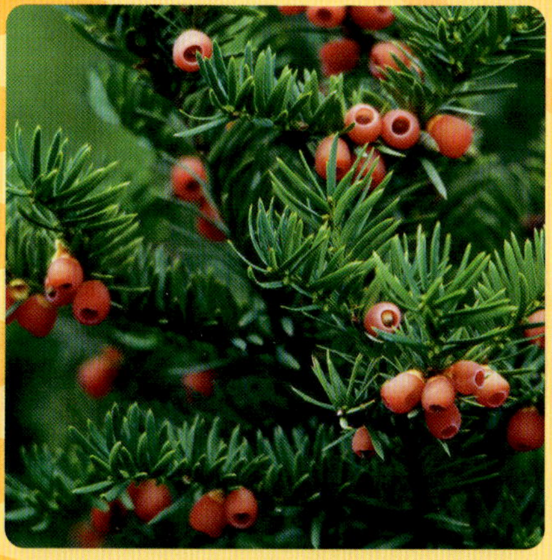

Lebensbaum

Vermutlich war es ein französischer Seefahrer, Jacques Cartier, der im 16. Jahrhundert den Wert des Amerikanischen Lebensbaumes erkannte und diesen selbst nach Europa importierte. Er nahm mit Staunen wahr, dass amerikanische Ureinwohner einen Tag nach der inneren Anwendung mit *Thuja occidentalis* frei von jeglichen Krankheitssymptomen waren. Berichte solcher Wunderheilungen durch Thujamedizin gibt es über die Jahrhunderte hinweg immer wieder. Es ist eine der wichtigsten Heilpflanzen vieler Indianerstämme. Gern räucherten sie sich zur Reinigung in Schwitzhütten mit dem Qualm der Konifere ein – die schweißtreibende Kraft wirkte körperlich und geistig

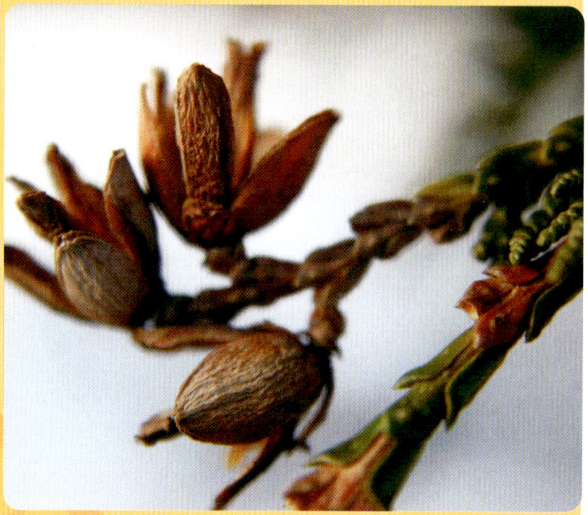

Alle Teile des Amerikanischen Lebensbaums sind giftig.

reinigend und half gegen Erkältungen. Indianerinnen wendeten den Tee bei Menstruationsbeschwerden und zu schwachem Milchfluss nach der Geburt an. Gegen Schmerzen allgemeiner Natur, auch gegen Fieber und rheumatische Beschwerden schworen viele Kranke auf einen Teeaufguss mit kleinen Zweigen und Blättern. Bei Überdosierung traten manchmal Schlafstörungen ein. Äußerlich fand Thujaöl Verwendung als Mittel gegen Fußpilz und Muskelschmerzen. Die aromatischen Düfte waren beliebt als eine Art Parfum, das böse Geister fernhalten sollte.

Wacholder

Juniperus communis, der Gewöhnliche Wacholder, ist hierzulande wohl der bekannteste seiner Gattung – insgesamt gibt es etwa 50 Wacholder-Arten. Immergrün und zierend

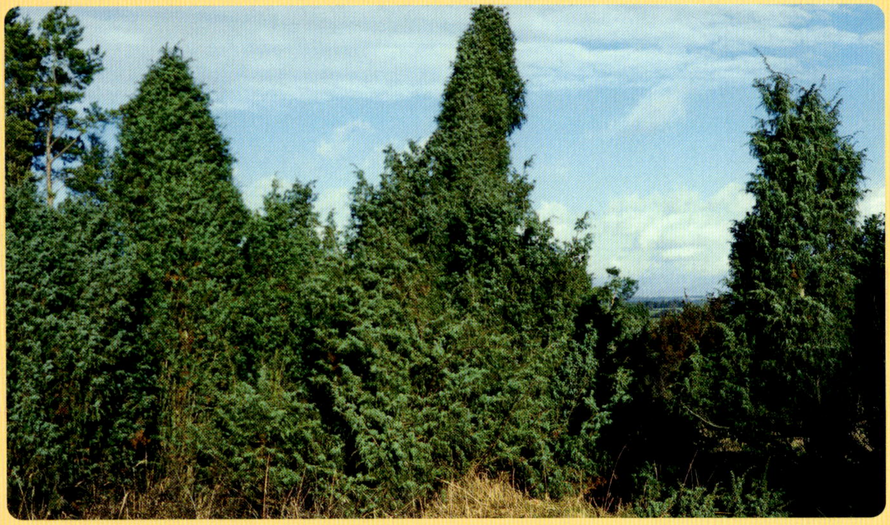

Der Gewöhnliche Wacholder kommt in Kanada, Nordamerika, Europa, Nordafrika und Japan vor.

in unwirtlicher Gegend. Zwischen Felsen und Geröll, auf Sand und Schutt ragt er verknorrt mit seinen stacheligen immergrünen Ästen hervor. Der Baum hat eine mystische Ausstrahlung und galt in alten indianischen Kulturen als starke Zauberpflanze: Verräucherte Wacholderteile öffneten den Geist für Visionen und Trance-Erfahrungen. Die reinigende Kraft des Wacholderrauchs vertrieb böse Geister und schützte so vor Infektionen.

ist er bei uns meist als hübsch anzusehende Geländeeinfassung anzutreffen, aus der grüne und blau bereifte Beeren hervorblitzen. Beheimatet in den nördlichen gemäßigten Zonen wird er seit dem Mittelalter in Europa nachweislich als Würzmittel und in der Volksmedizin verwendet. Die Wacholderbeeren, die eigentlich gar keine Beeren, sondern ausgereifte Zapfen sind, gehören zur traditionellen Sauerkraut- und Wildzubereitung und werden im Herbst geerntet. Sie geben eine unverwechselbare, harzige Würze und befördern die Verdauung. Wacholder ist der einzige Nadelbaum, der ein Würzmittel hervorbringt. Im ersten Jahr sind die Zapfen noch grün, erst im zweiten Jahr reifen sie aus und verfärben sich zum silbrig bereiften Blau. Aromatisch duftend verweist allein der Geruch des Strauchs auf die verborgenen Heilkräfte. Sebastian Kneipp schätzte den Wacholder sehr: Er riet, im Umgang mit Kranken immer ein paar Wacholderbeeren im Mund zu zerkauen. Besonders dann, wenn es sich um extrem ansteckende Leiden, wie Pocken oder Scharlach, handelte. Die Kraft der Beeren verringere die Ansteckungsgefahr. Zudem bleibe der Atem frisch und rein – was dem Verhältnis zwischen Kranken und Ärzten nur zuträglich sein kann. Aber Vorsicht: Die gesamte Pflanze ist leicht giftig und darf daher nicht in großen Mengen verzehrt werden!

Der amerikanische Riese unter den Wacholder-Arten

Der in Amerika heimische Virginische Wacholder, *Juniperus virginiana*, wächst seit dem 17. Jahrhundert auch bei uns. Es ist die größte Wacholder-Art – kein Strauch, sondern ein Baum. Alle Wacholder können uralt werden; einige 300 Jahre alte Exemplare sind bekannt. Der nordamerikanische Riese ist giftiger als der heimische Gewöhnliche Wacholder. Er wächst selbst auf nährstoffarmem Untergrund

Ausräuchern

Das galt auch in Europa – gilt sogar heute noch: Liegen Erkältungen in der Luft, hilft eine Ausräucherung mit Wacholder. Zusammen mit Rosmarin hinterlässt der Rauch einen angenehmen balsamischen Duft und stärkt die Abwehrkräfte.

Zum Färben geeignet

Ausgekochte innere Rinde der Virginischen Zeder verwendeten Indianer in früheren Zeiten als Färbemittel. Die Stoffstreifen verfärbten sich im kochenden Zederwasser mahagonifarben.

BÄUME UND STRÄUCHER MIT HEILKRÄFTEN

Die verholzten Pflanzen möchte man zunächst gar nicht den vermuteten Heilpflanzen zuordnen. Redet man doch meistens vom Heilkraut und denkt dabei an getrocknete Blüten oder Wurzeln. Doch auch in der Rinde von Bäumen und Sträuchern, in Triebspitzen und Blättern stecken und verstecken sich Stoffe, die Heilungsprozesse des Körpers unterstützen können. Für Indianer verbirgt sich noch etwas anderes in Bäumen und Sträuchern: Geister, die individuell jeder einzelnen Pflanze innewohnen und den größten Teil ihrer Kräfte ausmachen.

Birke

Die Rinde der Amerikanischen Birke oder Gelb-Birke, *Betula alleghaniensis*, trägt Stoffe in sich, die von heilkundigen Indianern gegen Störungen der Verdauung eingesetzt wurden. Auszüge aus der Rinde und den frischen Blättern trugen außerdem zur Blutreinigung bei und vertrieben Würmer im Darmtrakt. *Betula pendula*, die Hänge-Birke, ist in der gesamten nördlichen Hemisphäre schon seit Urzeiten bekannt. Nach der letzten Eiszeit war es die Birke, die sich als erster Laubbaum weiträumig ausbreitete. Ihre so frühe und schnelle Verbreitung hängt mit der enormen Fortpflanzungsfähigkeit zusammen: Birkenpollen sind keimfähig, ohne dass eine weibliche Zelle befruchtet wird – es ist ein pflanzliches Phänomen der „unbefleckten Empfängnis“ oder Parthenogenesis. Die frisch gekeimten Pflänzchen wiederum zeichnen sich durch rasches Wachstum und bescheidene Ansprüche aus. Damit verdrängen sie andere junge Pflanzen und besiedeln schnell und effektiv große Bereiche. Verschiedene Arten der Birke sind sowohl in der Alten wie auch in der Neuen Welt heimisch. Im Frühjahr angezapft, liefern Birken eine klare Flüssigkeit, die als Haar- und Hautmittel immer noch eingesetzt wird.

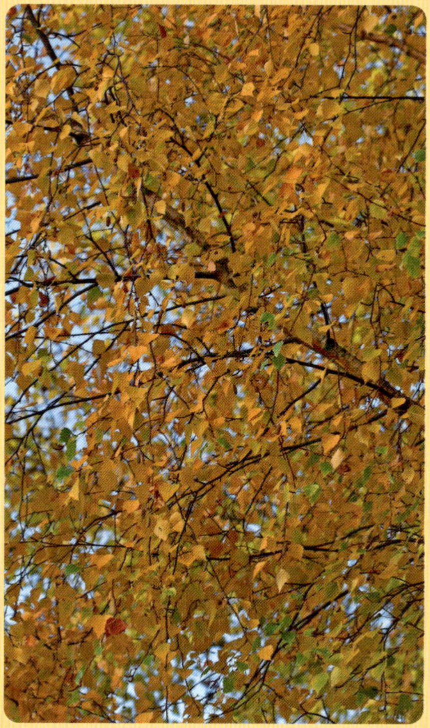

Häufig sieht man dichte Birkenwäldchen mit zahlreichen kleinen Stämmen.

Kirsche

Prunus virginiana, die Virginische Trauben-Kirsche, ist ein Strauch aus der großen Gattung der Kirschgewächse. Aus ihren sehr biegsamen und starken Zweigen wurden Jagdbögen hergestellt. Außerdem war die Rinde der uramerikanischen Kirsche

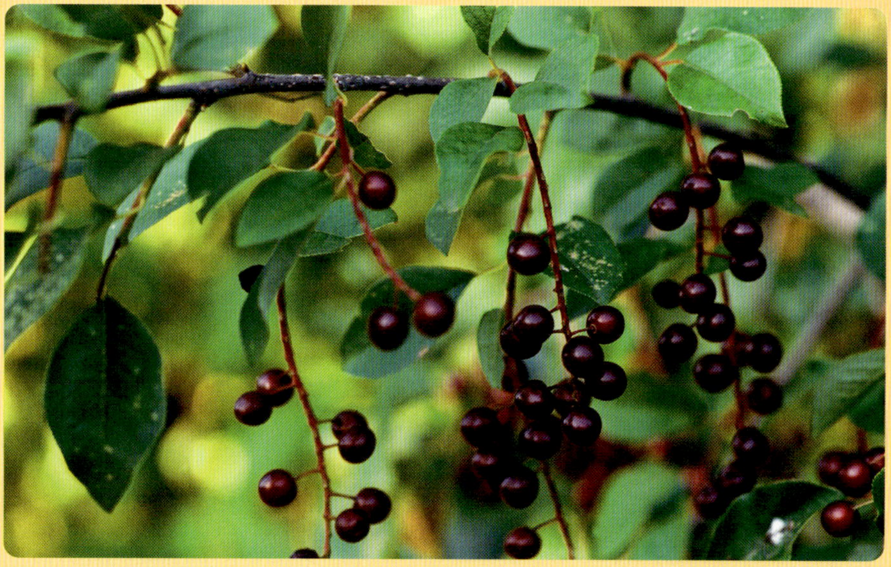

Die Früchte der Trauben-Kirsche sind in einer Art lockeren Traube angeordnet.

ein altes Heilmittel vieler Ureinwohner Amerikas gegen Durchfall. Die Rinde, in Wasser eingelegt, duftet leicht nach Mandeln und schmeckt bitter. Hier erkennt man die Verwandtschaft: Auch der Mandelbaum gehört zur Gattung der Kirschgewächse *(Prunus)*. Der verdünnte Sud verschaffte Erleichterung bei schleimigem Husten und Bronchitis. Die beliebtesten Bestandteile der Kirsche jedoch waren wahrscheinlich in allen Kulturen und zu allen Zeiten die Früchte. Im August geerntet ließ man sie in der Präriesonne trocknen, um auch in den Wintermonaten vitaminreiche Kost genießen zu können. Die Früchte der Virginischen Trauben-Kirsche waren sehr beliebt als süßer Zusatz in Pemmikan, das für viele nordamerikanische Indianerstämme wichtige Reisenahrungsmittel.

Schneeball

Der Zierstrauch mit den rosa, lila oder blauen Blüten, wegen der runden, dicht gedrängten Blütenform Schneeball genannt, heißt auf Englisch Crampbark, was so viel wie Krampfrinde bedeutet. Ein zweiter Name ist Squawbush, der Busch der Squaw. Fasst man den Inhalt beider Bezeichnungen zusammen, so erschließt sich die Hauptnutzung des schönen, schattenverträglichen Gewächses in einigen Indianerstämmen: *Viburnum trilobum*, der Amerikanische Schneeball, galt als krampflösendes Mittel. Ein Sud aus der getrockneten Rinde gelangte sowohl gegen Menstruationsbeschwerden als auch bei anderen krampfartigen Beschwerden, wie Spasmen oder Muskelkrämpfe nach Überlastungen, zum Einsatz.
Die sehr sauren, leicht adstringierenden Beeren wurden wegen des hohen Vitamin-C- und -K-Gehalts gegessen. Allerdings ist der Strauch giftig und von einer Einnahme wird dringend abgeraten.

Der Gemeine Schneeball bildet Trugdolden, die als Schauapparat für Insekten dienen.

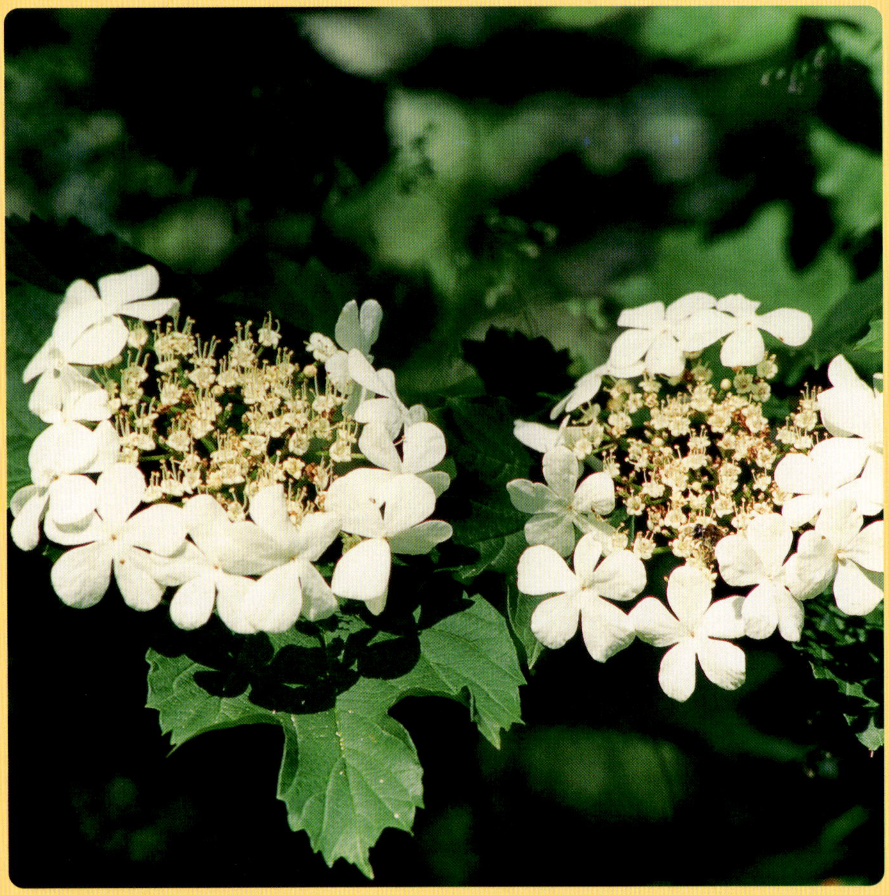

Verschiedene Schneeball-Arten

In Europa sind der Gewöhnliche Schneeball *(Viburnum opulus)* und der Wollige Schneeball *(Viburnum lantana)* heimisch. Beide zieren ganzjährig mit ihren Blättern, den weißen Blüten und den roten Beeren unsere Gärten.

Zaubernuss

Hamamelis virginiana, die amerikanische Zaubernuss, heißt in den USA Witch Hazel, Hexennuss. Gleich in doppeltem Sinn birgt der Name ein magisches Element in sich und lässt vermuten, dass die Pflanze selbst über besondere Kräfte verfügt.

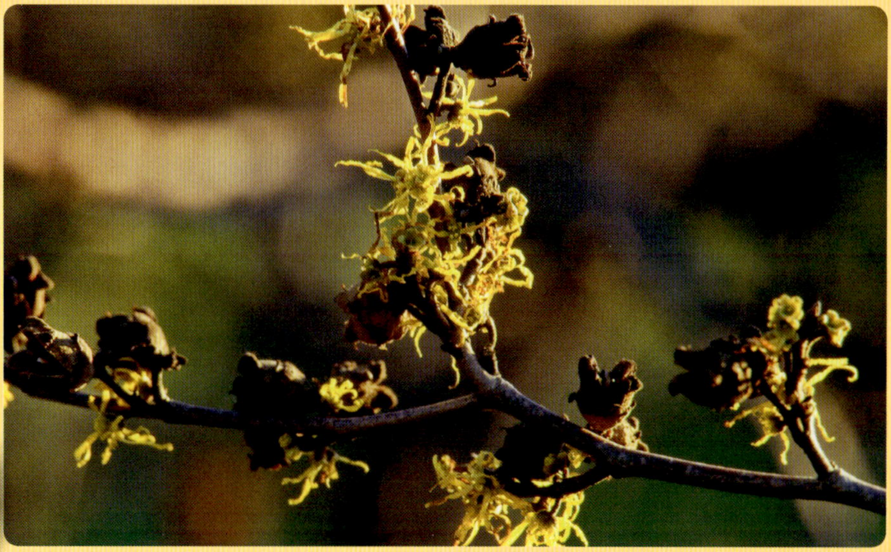

Die Zaubernussblüten verschönern die tristen Tage der kalten Jahreszeit.

Wie der Name entstand

Es waren erste europäische Siedler, die den Namen erfanden, da die Blätter der im Winter blühenden Pflanze Ähnlichkeit mit den Blättern der englischen Wünschelruten-Ulme *(Ulmus glabra)* aufwiesen. Dem äußeren, vertrauten Anblick gemäß, nahmen die Siedler Äste der Zaubernuss, um Wasseradern im Boden aufzuspüren.

Die Hamamelis zeichnet sich durch besondere Gaben aus. Allein die Blütezeit ist ungewöhnlich: Erst wenn der Strauch alle Blätter abgeworfen hat, kommen ab November die zauseligen, zartgelben Blüten zum Vorschein. Trotz ihres sehr unauffälligen, geradezu mitleiderregenden Aussehens duften sie stark blumig und tragen ihr Parfum weit durch die Kälte.

Auch die Blätter riechen aromatisch. Zerkaut entfalten sie zunächst ein bitteres Aroma im Mund, das sich in eine beißende Süße wandelt, die die Zunge leicht zusammenzieht. Sowohl äußerlich als auch innerlich angewendet konnte der Strauch in seiner Heimat Nordamerika seine Zauberkräfte entfalten.

Einsatzbereiche der Zaubernuss

- Aus Blättern und Rinde der Pflanze wurde ein Breiumschlag hergestellt und auf Hautirritationen und -leiden gelegt, um diese zu lindern.
- Zaubernusstee aus Rinde und/oder Blättern sollte innere Blutungen und Entzündungen heilen.
- Rindenabkochungen waren ein sehr wirkungsvolles Mittel gegen alle Arten von Entzündungen.
- Sowohl die Irokesinnen als auch die Cherokee-Frauen nahmen Zaubernusstee zu sich, um starke Krämpfe während der Menstruation zu lindern.

Eine in der modernen Medizin anerkannte Wirkung der Zaubernuss liegt heute in der Heilung von Hämorrhoiden, Durchfall und Entzündungen und der Behandlung von Krampfaderbeschwerden.
All diese Krankheiten behandelten die Indianer schon seit viel längerer Zeit in ihrer traditionellen Heilkunde.
Es gibt noch unzählige Bäume und Sträucher, die amerikanische Ureinwohner als heilkräftige Pflanzen mit ganz individuellen Geistkräften erkannten. Wahrscheinlich – auch wenn nicht alle Anwendungen durch Indianer und Indios bekannt sind – nutzten sie die gesamte Flora ihrer erreichbaren Umgebung, um den Alltag in all seinen Problemen, Feinheiten und kulturellen Praktiken zu meistern.
Es ist anzunehmen, dass alle in Amerika heimischen Pflanzen irgendwann und irgendwie von Ureinwohnern verwendet wurden.

Rauschpflanzen – Umgang mit giftigen Substanzen

Warnung

Das Buch wäre ohne die hier erläuterten Rauschpflanzen und deren Wirkung nicht vollständig, zeigen doch gerade diese Pflanzen und deren Anwendung, wie tief die indianischen Stämme mit der Natur verbunden waren. Von einem Gebrauch der Pflanzen als Rauschdroge muss dennoch dringend abgeraten werden. Schwere Schädigungen einzelner Organe sowie des Zentralen Nervensystems können die Folge sein.

Wie kommt es, dass Medizinmänner und Schamanen oft über ein so umfangreiches Pflanzenwissen verfügten, dass sie selbst gefährliche Substanzen haargenau auf die gewünschte Wirkung hin dosieren konnten? Wie kommt es, dass das Risiko einer Vergiftung bei Indianern, die Umgang mit Rausch erzeugenden Pflanzen pflegten, relativ gering blieb?
Indianerstämme lebten früher ausschließlich in der Natur und mit der Natur. Über Jahrhunderte hinweg experimentierten sie mit ihren wertvollsten Gütern: den Pflanzen. In kleinen Mengen nahmen sie Teile der „Testgewächse“ zu sich oder wendeten sie äußerlich an. Erfolg und Misserfolg führten allmählich zu einem immer komplexeren Kenntnisstand über Pflanzen und ihre individuellen Fähigkeiten im Gebrauch. Durch genaue Selbstbeobachtungen gelang es ihnen nach und nach, die medizinischen Kräfte der Pflanzen einzuordnen. Mündliche Weitergabe der Erkenntnisse sorgte für die Ansammlung immer umfangreicheren Wissens.

Die Dosis macht das Gift

Die Neugier am Experimentieren scheint eine dem Menschen eigene Verhaltensweise zu sein. Sie lässt sich zumeist auch nicht von drohenden Gefahren oder Risiken unterdrücken. Es ist also kein Wunder, dass Indianer bei ihren Selbstversuchen auch mit giftigen und halluzinogenen Pflanzen in Kontakt kamen. Vielleicht ist das Wissen um Rausch erzeugende Pflanzenrezepturen in indianischen Kulturen deswegen so komplex und präzise, weil die bewusstseinsverändernden Auswirkungen unter anderem die Möglichkeit zu neuen Formen der spirituellen Heilkunde eröffneten.

Rauschpflanzen als Pforte zu einer mentalen „Geistwelt“
Die Hinwendung zu Rauschpflanzen in spirituellen Ritualen, in Versuchen, sich die „Geistwelt“ der Natur zu erschließen und Krankheit verursachende Geister milde zu stimmen, könnte also mehr oder weniger zufällig beim Ausprobieren von Pflanzen zustande gekommen sein. Im Lauf der Zeiten entwickelte sich die Einnahme von Rausch erzeugenden Pflanzen allerdings zu einem wichtigen kulturellen Merkmal vieler indianischer Stämme.
Mit Mitteln der Bewusstseinserweiterung durch Drogen gelangten Medi-

Die Einnahme von Rauschdrogen in Verbindung mit Tanz führte zu einer enormen Sinneserweiterung.

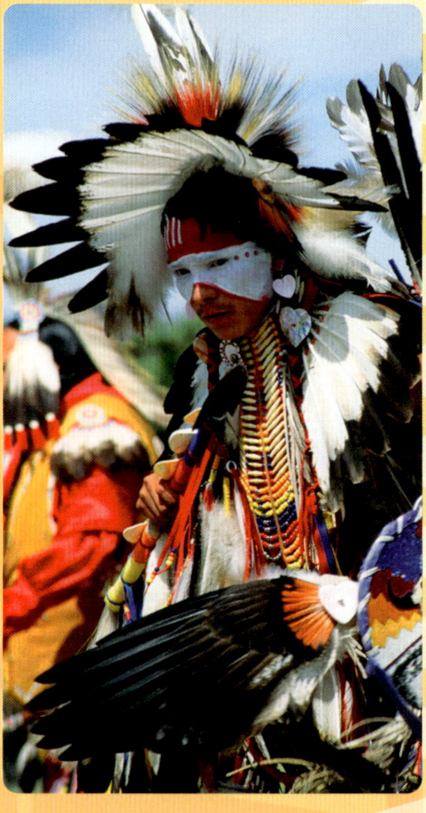

zinmänner und Schamanen auf eine geistige Ebene, die ihnen zum näheren Kontakt und Verständnis der Natur und der „Geistwelt“ verhalf. Nicht der Rausch an sich war das Ziel, sondern die Fähigkeiten, die durch den Rausch entstanden. Dies ist ein wichtiger und grundlegender Unterschied in der Nutzung von Rauschdrogen hierzulande. Im Gegensatz zur Einnahme der reinen Befriedigung wegen, geht es in indianischen Kulturen um die Suche nach Spiritualität. Natürlich kam es auch bei Indianern zu Missbrauch von pflanzlichen Drogen. Doch grundsätzlich waren die Rausch erzeugenden Gewächse als starke „Geistpflanzen“ tief in indianischen Kulturen verwoben. Zumeist hatten sie sogar einen besonders hohen Stellenwert, da ihre Nutzung zu spirituellen Zwecken nur wenigen Stammesangehörigen vorbehalten war. Religiös-spirituelle Rituale oder Zeremonien taten ihr Übriges. Die Pflanzen selbst errangen ein halb religiöses Ansehen und wurden verehrt, manchmal auch angebetet, denn sie hatten die besondere Kraft, den Eingang zur „Geistwelt“ zu öffnen.

Südamerika – Land der Rauschpflanzen

In Nordamerika war die Nutzung von Rauschpflanzen nicht ganz so selbstverständlich in den Kulturen der Ureinwohner verwoben wie in Südamerika. Im Süden brachten die klimatischen Bedingungen eine ungleich größere Pflanzenvielfalt hervor, die auch Rausch erzeugende Pflanzen einschloss. Hier wachsen leichte und relativ ungefährliche Drogen wie Tabak oder Kaffee, aber auch starke Drogen, zu denen einige Pilze und Kakteen zählen, oder hübsch anzusehende krautige Gewächse wie der Stechapfel oder die Studentenblume. In einigen der unauffälligsten Pflanzen verbirgt sich hoch dosiertes Gift, das nicht nur in der Lage ist, einen Rausch zu verursachen, sondern auch zu töten. Indianer lernten durch Selbstversuche und mündliche Überlieferungen, wie sie die gefährlicheren Pflanzen zu dosieren hatten, damit keine gesundheitsschädigende Wirkung eintrat.

Karriere der Rausch erzeugenden Pflanzen in Europa

Als einige der Drogen den Weg nach Europa fanden – häufig gelangten sie dort in den eher zweifelhaften Ruf von Modedrogen –, fehlte leider eine genaue Gebrauchsanweisung. Ohne Kenntnis um die religiösen und kulturellen Traditionen nahm man die Droge als reines Genussmittel ein. Die Unkenntnis und auch Unvorsichtigkeit ließ häufig übertrieben und falsch dosieren. Der Wunsch, das Rauscherlebnis zu steigern, war oft größer als die Vorsicht. Doch auch in Europa erkannte man die heilenden Kräfte einiger bewusstseinsverändernder Pflanzen: Cannabis wird heute legal zur alternativen Schmerzlinderung eingesetzt – mit großem Erfolg.

Peyote

Ein Kaktus aus Südamerika, genannt Peyote oder Peyotl, hat in Europa eine steile Rauschkarriere hinter sich gebracht.
Der relativ kleine und unauffällige Kaktus *Lophophora williamsii* ist ursprünglich in den Wüstengebieten zwischen Texas und Mittelmexiko beheimatet. In den USA steht die Rauschpflanze unter Naturschutz.

Dem stark alkaloiden Peyote ist seine Gefährlichkeit nicht anzusehen.

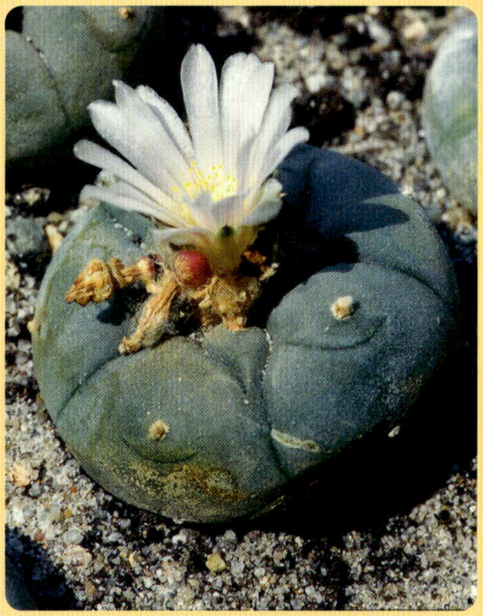

Dem bescheidenen Auftreten der kleinen Sukkulenten zum Trotz, verbirgt sie über 50 Alkaloide, darunter auch den Rausch verursachenden Stoff Meskalin. Nach Einnahme des Kaktus – getrocknet oder frisch, als Tee oder in Verbindung mit Nahrung – setzt nach ein bis zwei Stunden starke Übelkeit, häufig verbunden mit schweren Brechanfällen, ein. Der darauffolgende Rausch kann bis zu neun Stunden dauern. Meskalin ist ein Halluzinogen.

Göttliches Allheilmittel

Vor der Entdeckung Amerikas durch Kolumbus glaubten Indianer an den göttlichen Ursprung der Pflanze. Peyote galt als Möglichkeit, mit Göttern und Naturgeistern in Kontakt zu treten. Rituelle Peyote-Rauscherlebnisse verbanden die Schamanen mit der Natur und führten sie zu gesuchten Antworten. Besonders die Azteken betrieben einen wahren Peyotekult. Sie nutzten den göttlichen Kaktus als Allheilmittel. Gegen rheumatische Beschwerden, Muskelschmerzen, Fieber, Quetschungen, Wunden, Schlangenbisse und sogar gegen Zahnschmerzen. Peyote sollte außerdem Gaben wie Mut, Voraussehung, Zähigkeit und Tapferkeit schenken. Heute darf die Pflanze von der Gemeinschaft der Native American Church verwendet werden, einer 1918 entstandenen religiösen Verbindung aus Indianern und Christen. Die rituelle Einnahme der Pflanzen während einer Messe soll göttliche Erleuchtung bringen und die Grenzen zwischen Raum und Zeit aufheben.

LSD

Zu Beginn des 20. Jahrhunderts war Peyote in Künstlerkreisen als Modedroge hoch angesehen. Forscher filterten erstmalig LSD (Lysergsäurediethylamid) in Reinform aus dem Kaktus.

San-Pedro-Kaktus

Der gleiche Wirkstoff, das Meskalin, schlummert auch in einem Säulenkaktus aus Peru und Ecuador – dem sogenannten San-Pedro-Kaktus. *Trichocereus pachanoi* ist dunkelgrün gefärbt und wächst aufrecht und gerade wie eine Stange in die Höhe. Befreit man ihn von den kleinen, kaum sichtbaren Stacheln, gleicht er einer Gurke. Der Rauschkaktus ist schnellwüchsig und kann in freier Wildbahn bis zu 6 m hoch werden. Seine wunderschönen weißen Blüten zeigt er nur nachts. Die meisten Wirkstoffe liegen direkt unter der Haut. Indianer aßen den San-Pedro-Kaktus entweder roh oder tranken einen Extrakt aus in Wasser eingelegten Fruchtfleischstücken. So oder so war es kein Genuss. Der Kaktus ist, wie auch Peyote, sehr bitter, und es kostete die Menschen große Überwindung, die für einen Rausch ausreichende Menge zu sich zu nehmen.

Der Rauschzustand wird als sanfter und emotionaler beschrieben als der Peyoterausch. Auch galt der San-Pedro-Kaktus bei Schamanen als wirksames Mittel, einen Trancezustand herbeizuführen und durch Visionen den Kontakt zur Überwelt herzustellen.

Der San-Pedro-Kaktus wird heute hauptsächlich als Pfropfunterlage für andere Kakteen verwendet.

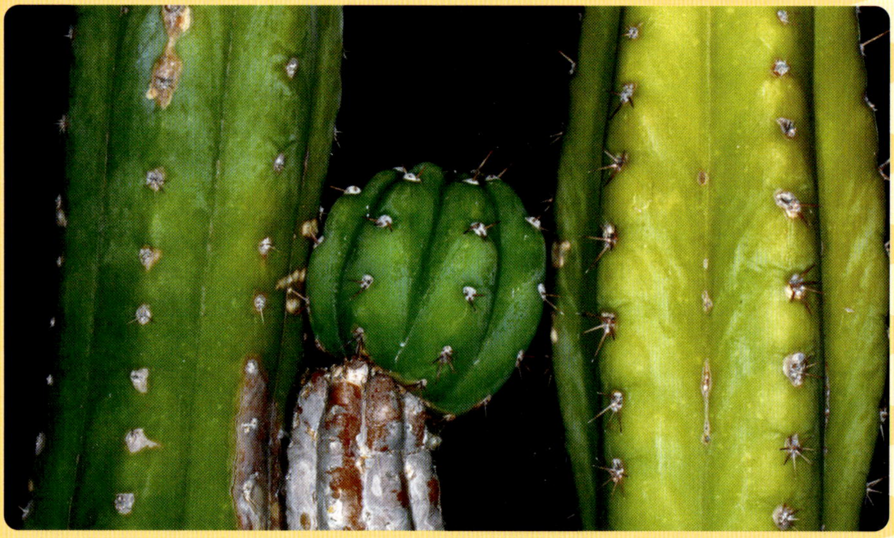

Wunderpflanze Hanf

In Kulturen, die mit Cannabis vertraut waren, galt er als Pflanze für alles. Hanf war gleichzeitig Rauschmittel, Faserlieferant und heilendes Gewächs, oft auch ein Aphrodisiakum – die Vielseitigkeit in den Nutzungsmöglichkeiten machten ihn zu einer Besonderheit unter den Pflanzen. Medizinisch verwendeten Indios aus Mexiko Marihuana sowohl als Heilpflanze gegen rheumatische Beschwerden, Blasenleiden und geraucht als Narkotikum wie auch als wichtigen Bestandteil ritueller Zeremonien. Manche Stämme beteten die Pflanze sogar an und betrachteten sie, ähnlich wie den Peyotekaktus, als göttliche Pflanze. Im Marihuanarausch nahmen die Schamanen Verbindung zu Gottheiten auf und entließen ihre Geister in andere – nicht menschliche – Sphären. Dort erfuhren sie, wenn alles nach Plan verlief, Antworten auf ihre Fragen sowie Schutz und Beistand durch höhere Kräfte.

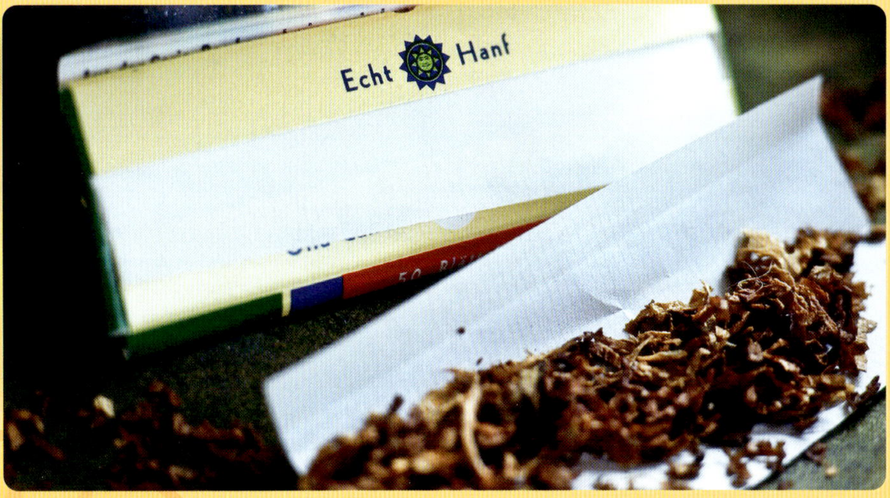

Nur wenige Menschen wissen, wie vielseitig der, häufig aufgrund seiner Karriere als Rauschpflanze, missachtete Hanf ist. Auch Zigarettenpapier kann man aus Hanf herstellen.

Hanf

Die ursprüngliche Herkunft von Hanf *(Cannabis sativa),* lässt sich nicht mehr genau rekonstruieren. Man geht davon aus, dass die Pflanze aus Westafrika, der Karibik oder Südostasien stammt. Wieso also kommt sie hier zur Sprache?
Schon sehr früh war Cannabis nachweislich auch in Amerika bekannt. Indianerstämme großer Teile des Landes nutzten die Pflanze und bauten sie an. Der Hanf ist eng verknüpft mit der Kulturgeschichte amerikanischer Ureinwohner. Daher soll die wohl bekannteste Rauschpflanze an dieser Stelle nicht fehlen.
Die bekannte Entwicklung zur weltweit populären Rauschdroge machte Cannabis auch zu einer „politischen Pflanze". Die Diskussionen, ob die tetrahydrocannabinolhaltige (THC) Pflanze in ganz Europa legalisiert werden soll, erhitzte schon vor vielen Jahren so manche Gemüter.

Konsum mit Reue

Der häufige Konsum von Cannabis führt nachweislich zu körperlichen und geistigen Schäden: Apathie, Asthma, Wesensveränderung und Beeinträchtigung der Erinnerung sind einige davon. Zwar macht Cannabis nicht körperlich abhängig, aber nachgewiesenermaßen psychisch.

Stechapfel

Datura innoxia aus Mexiko, auch Teufelstrompete genannt, ist eine stark halluzinogen wirkende Pflanze, ebenso wie die aus Mittelamerika

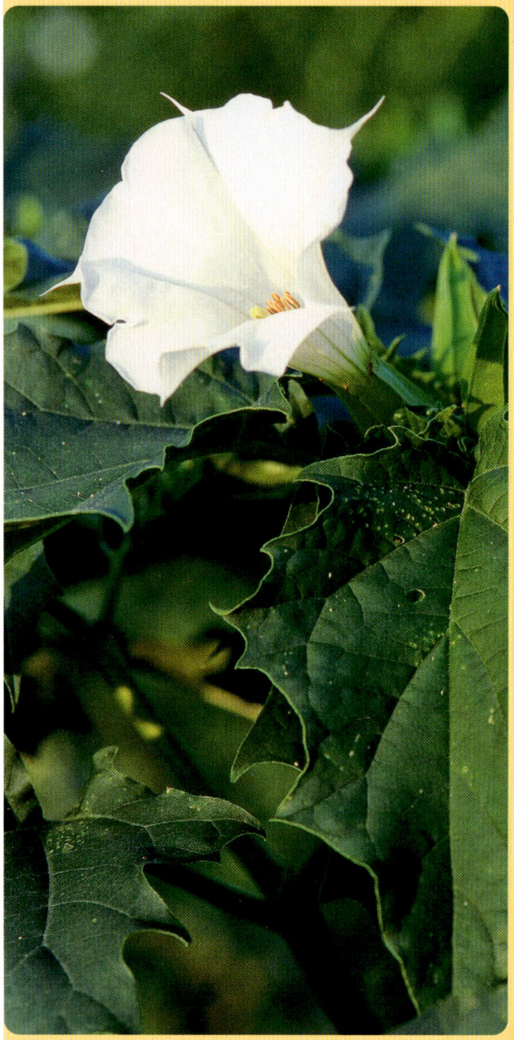

Die Blüte des Weißen Stechapfels *(Datura stramonium)* lässt nichts von der Giftigkeit der Pflanze erahnen.

stammende *Datura stramonium*. Allgemein ist die Gattung *Datura* stark giftig. Alle etwa 20 bekannten Arten gehören zu der Familie der Nachtschattengewächse.
In Mexiko verwendete man *Datura* zu zeremoniellen Anlässen wie den Initiationsriten junger Männer. Während eines solchen Übergangsrituals standen die jungen Männer, selten auch junge Frauen, bis zu zwei Wochen unter Drogeneinfluss. Sie sollten während des extrem langen Rausches ihre Kindheit zurücklassen und gestärkt in das Erwachsenenleben übertreten. Oft zeigte sich den Berauschten in durch den Stechapfel hervorgerufenen Visionen ihr persönlicher Schutzgeist, der in ihrem Erwachsenenleben eine wichtige Rolle spielen sollte.

Kraut des Teufels, Hexenkraut

Hauptsächlich war das Nachtschattengewächs jedoch eine Visionsdroge.
Viele Stämme betrachteten die Pflanze als böse – daher auch die Bezeichnung Herba del diablo (Kraut des Teufels). Tatsächlich ist die Dosierung der Droge höchst riskant, denn die Schwelle zur Überdosierung kann allzu schnell überschritten werden. Der Rausch selbst ist relativ unkontrollierbar. Manchmal dauert er nur einige Stunden, manchmal sogar Wochen an. Die Rauscherfahrungen sind häufig qualvoll – sogenannte Horrortrips können sogar Psychosen auslösen. Trotzdem war die Pflanze für die Mayas heilig.
Andere indianische Stämme hatten Angst, dass die Anwendung des Stechapfels sie in den Wahnsinn führen könnte. Lieber nutzten sie daher eher kontrollierbare Drogen wie Peyote.
Trotz der Gefahren gilt das Teufelskraut in vielen Kulturen als Heilkraut – so auch in Europa. Wie die mexikanischen Indios verwendeten europäische Heilkundige Datura vor allem gegen asthmatische Erkrankungen und bronchiale Infekte. Die Verwendung des Krauts in Asthmazigaretten ist mittlerweile allerdings zugunsten anderer Mittel nicht mehr üblich. Als Hexenkraut verschrien war das Ansehen der Pflanze auch hierzulande eher negativ. Betrachtet man jedoch die zartweißen, elfengleichen Trompetenblüten und die exotisch anmutenden stachligen Früchte, erkennt man die Schönheit dieser Pflanze. In der Homöopathie spielt sie übrigens eine wichtige Rolle als Mittel gegen Husten, Heiserkeit und Angstzustände.

Breites Anwendungsspektrum

Bei starken Asthmaproblemen fand eine Inhalationsbehandlung statt. Der Patient befand sich in einem geschlossenen Raum – in einem Dampfzelt – und atmete den Rauch der verbrannten Daturapflanze ein.
Auch als Aphrodisiakum, starkes Narkotikum, Schmerzmittel und Hilfsmittel bei Vergiftungen fand der Stechapfel Verwendung. Sogar im kosmetischen Bereich leistete er gute Dienste: Die Guajirios betupften Pickel mit dem Blattsaft der Pflanze.

Studentenblume

Tagetes lucida, die Mexikanische Samtblume, ist bei uns unter dem Namen Studentenblume geläufig. Wir kennen sie als Zierpflanze für Garten und Topf. Sie ist robust und lässt sich auch von mangelhafter Pflege nicht beeindrucken. Für Studenten ohne Zeit und Pflanzenkenntnis ist sie also besonders gut geeignet.
In dem zierenden Asterngewächs steckt viel mehr, als die schöne Oberfläche vermuten lässt! Als die Samtblume im 16. Jahrhundert nach Europa kam, verbreitete sie sich ihrer Schönheit wegen rasch in den Gärten und gelangte aufgrund der niedrigen Pflegeansprüche schnell zu einem guten Ruf. Den hatte sie auch in ihrer ursprünglichen Heimat Südamerika. Allerdings aus anderen Gründen: Die Samtblume war ein heiliges Kraut der Azteken. Die Heilerinnen behandelten verschiedene Krankheiten mit dem kleinen Asterngewächs. Unter anderem Malaria, Durchfall, Vergiftungen, Verdauungsprobleme und Rheuma. Entweder als Tee oder Rauch eingenommen hatte die Droge zudem beruhigende und leicht berauschende Auswirkungen auf das Bewusstsein. Die Einnahme unterstützte die Visionserzeugung und war so wirksam, dass die Azteken sie als Zusatzdroge auch in den heiligen Peyoteritualen verwendeten. Zerreibt man einen Teil der Studentenblume zwischen den Fingern, entströmen ihre ätherischen Öle, die an Waldmeister, Fenchel und Estragon denken lassen.

Was viele nicht wissen:

Hierzulande ist die Studentenblume „nur“ eine Zierpflanze. Das scheint ihr angesichts der Würz- und Heilqualitäten nicht ganz gerecht zu werden. Ein Würzversuch mit dem Kraut der Studentenblume dürfte sich lohnen. Insbesondere Fischgerichten und Frühlingsbowlen soll das Kraut zu geschmacklicher Verfeinerung gereichen.

Indianer würzten ihre Speisen und traditionell auch das Kakaogetränk mit dem getrockneten Kraut von *Tagetes lucida*.

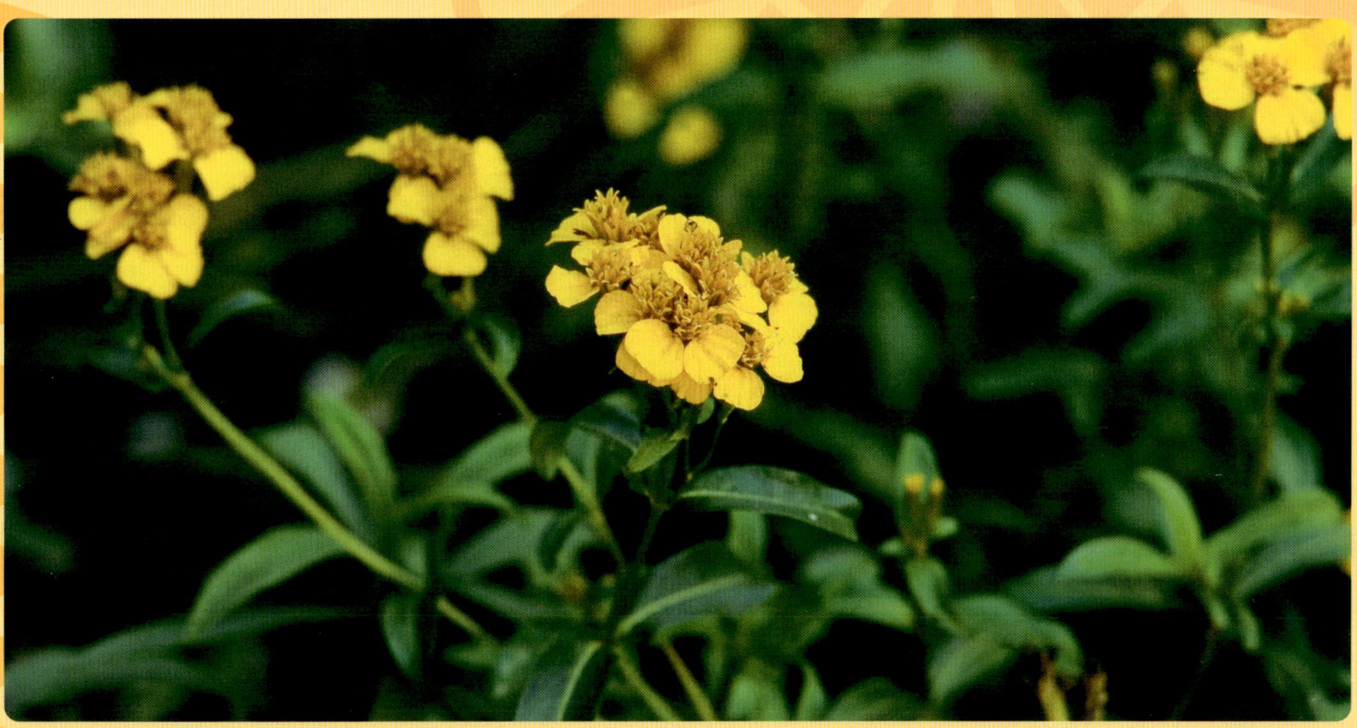

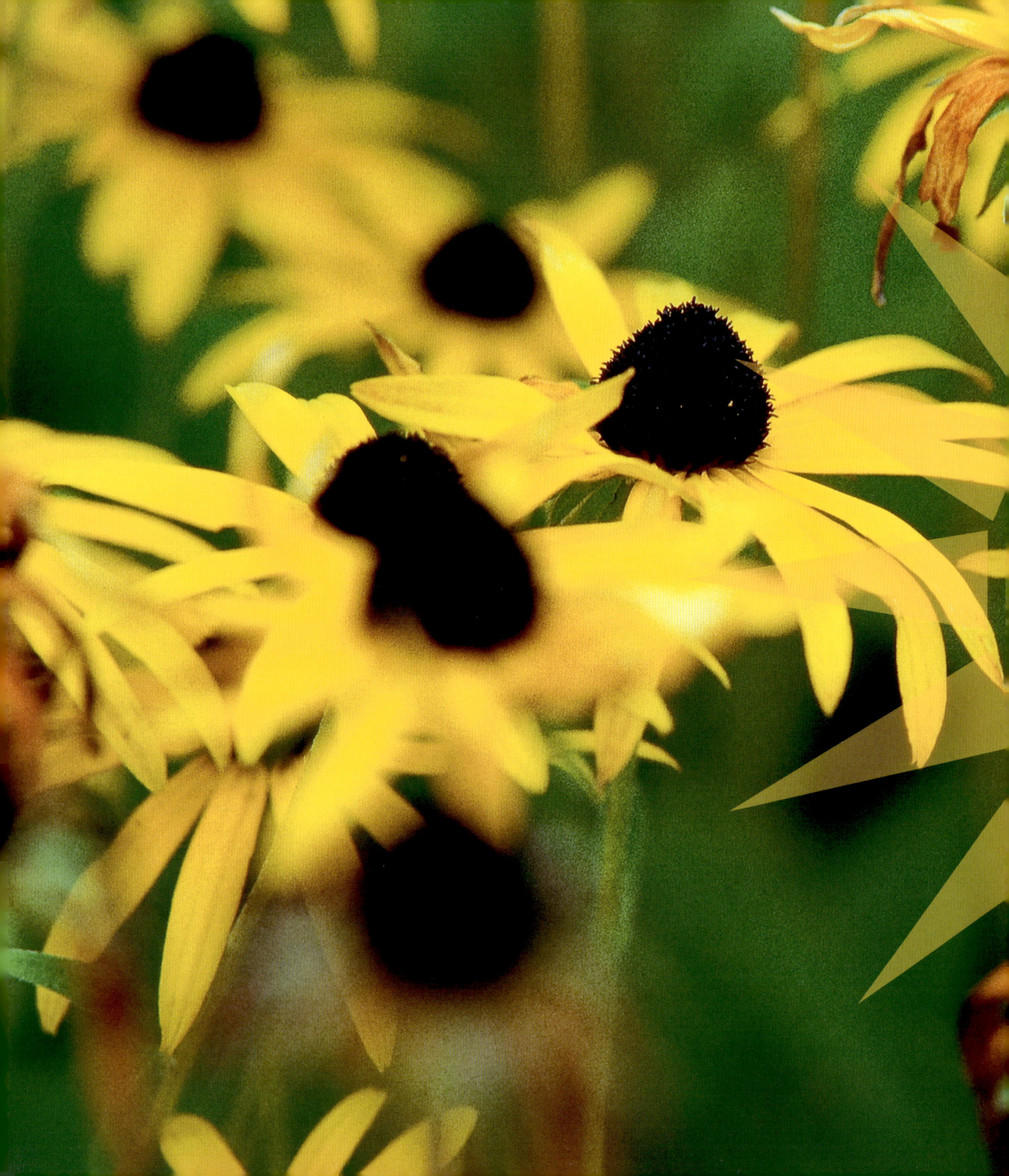

Labsal für Körper, Geist und Seele –

Zierpflanzen aus Amerika

Ohne sie wären unsere Gärten in ihrer Pracht gar nicht denkbar: Alte Bauerngartenpflanzen wie der Purpursonnenhut und die Sonnenblume, die wir als ureuropäische Gewächse allzu gern einordnen würden, sind doch „Kinder amerikanischer Abstammung“. Als die Welle der Pflanzenentdecker neue schöne Pflanzen aus fremden Ländern einführten, setzte man damals wie heute auf das Neuartige und verliebte sich sofort in gefüllte Blütenstände und kräftige Farben. Und so gestaltete sich das erste Jahrhundert nach der Entdeckung Amerikas zu einer Blütezeit der Gartenkultur. Die meisten der Neuankömmlinge wurden wegen ihrer Schönheit sofort ins Gärtnerherz geschlossen. Auch diese Schönheiten sind beseelt mit einem Pflanzengeist und waren bei den Ureinwohnern Amerikas nützliche Helfer bei der Bekämpfung von Krankheiten, zur Schönheitspflege oder zur geistigen Erbauung geeignet. Manche Eigenschaften wurden wiederentdeckt und genutzt, andere blieben Geheimnisse der Indianer.

Es liegt nahe, sich etwas von dem lang erworbenen indianischen Wissensschatz über das Pflanzenreich abzuschauen. Und wenn es nur ein neues Bewusstsein für die blühkräftigen Pflanzen in unserem Garten und ihre verdeckten Heileigenschaften öffnet.

DIE NÜTZLICHEN SCHÖNEN

Heute sind sie oft nur noch als Zierpflanzen in hübschen Staudenrabatten oder wild vorkommend als Blütentupfen auf Wiesen und Feldern bekannt. Manchmal unbekannte, namenlose, schön anzuschauende Blumen, die das Auge erfreuen. Doch manche Pflanze hat noch mehr zu bieten als ein schönes Aussehen. Selbst die eingewanderten Zierstücke unserer Beete stehen oft in alter Tradition als Heilpflanzen.
Nur selten macht man sich bewusst, dass Zierpflanzen, die unsere Gärten und Rabatten so dankbar bevölkern, einer noch viel älteren Tradition in ihren eigentlichen Herkunftsländern entstammen.

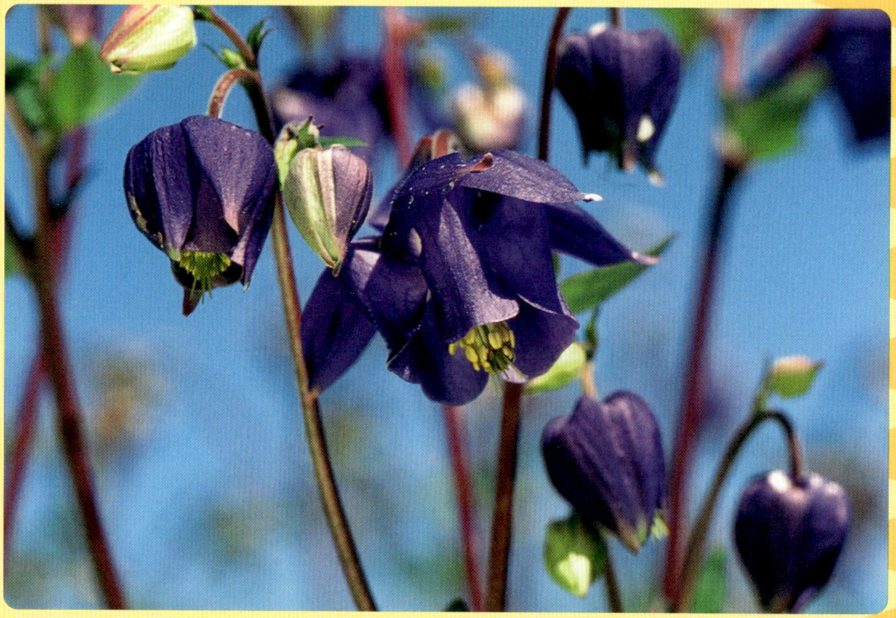

Bei uns heimisch ist die Gewöhnliche Akelei.

Die Blume als Pionier

Die Blume erweist sich als größerer Pionier eines neuen Verhältnisses zwischen Welt und Seele, als wir ahnen. Es gehen unvorstellbare Wirkungen von Gärten und Blumen aus.

Karl Foerster

Akelei

Die Akelei, *Aquilegia* sp., ist als Blühpflanze in Bauerngärten bekannt und sehr beliebt. Die verschiedensten Namen, die diese Pflanze bezeichnen, zum Beispiel Elfenhandschuh und Taubenblume, verweisen auf die auffällige Form der Blüten. In Europa ist die Gattung *Aquilegia* schon sehr lange bekannt, da es einige heimische Arten gibt, wie die Gewöhnliche Akelei *(A. vulgaris)*. Viele der langspornigen Hybriden jedoch, insgesamt 21 Arten, sind echte „Amerikaner“. Im 18. Jahrhundert reisten sie im Gepäck von Forschungsreisenden nach Europa und bereicherten dort die Vielfalt der Gattung.
Angehörige des Chehalis-Stammes nennen die Akelei „It's good on your teeth“ und verweisen damit auf den süßen Blütennektar, den Kinder gern aussaugen. Eine recht brutal anmutende Anwendung ist von den

Venuswagen

Ein europäischer mundartlicher Name für die Akelei lautet Venuswagen. Er bezieht sich auf die aphrodisiakische Wirkung der Pflanze, die auch nordamerikanischen Indianern bekannt war. In einem Gemisch von Ginseng und anderen Pflanzen stellten sie aus der Akelei einen Liebestrank her, der die Sinne betören sollte. Betörend ist es in der Tat, die Pflanze zu sich zu nehmen, denn sie enthält giftige Stoffe und ist nicht ganz ungefährlich.

Quileute-Indianern bekannt: Die Männer ritzten sich die Haut mit einem scharfen Stein auf und betupften die Wunde mit dem Saft einer abgepflückten Akelei. Die milchige Flüssigkeit sorgte für eine ausgeprägtere und deutlichere Narbenbildung.

Symbolträchtig und betörend ...

Die Symbolik der Akelei spricht in Europa eine ähnliche liebesbetonte Sprache: Der Pflanze wird Sexualkraft nachgesagt, Unbeständigkeit und Demut. Die mannigfaltigen Aussagen über die Akelei klingen widersprüchlich. Das mag daher kommen, dass der Blütensporn sowohl als Phallussymbol gesehen werden kann als auch als Zeichen der Demut und der Traurigkeit. Interessanterweise nutzten sowohl die Europäer als auch nordamerikanische Indianervölker Akelei schon im Mittelalter als den Gemütszustand beruhigende Pflanze für aufbrausende und leicht reizbare Menschen.

Heute nutzt man die Akelei in Europa nicht mehr medizinisch. Dafür erstrahlt sie bunt in vielen Vorgärten und Bauerngärten und samt sich im Zweijahresrhythmus beständig und dankbar weiter aus. *Es ist gut hitzigen Leuten, die gerne zürnen.* So ist in einem Medizinbuch aus Straßburg von 1606 über die Akelei zu lesen.

Arnika

Die unter Naturschutz stehende *Arnica montana* ist eine europäische Arnika-Art, die sich seit dem späten Mittelalter in der traditionellen Volksheilkunde als wichtige Arzneipflanze, fast als Allheilmittel, etabliert hat. Vermutlich war es Hildegard von Bingen, die den Wert der Pflanze erkannte und sie erstmalig lobend erwähnte. Wild vorkommend zeigt die Arnika magere, saure Böden an. Sie ist eine Bergpflanze und liebt die Höhen. Wenn man Glück hat, kann man sie heute noch auf wilden Bergwiesen erblicken, wie sie sich mit ihren leicht zerfledderten gelben Blütenblättern im Wind wiegt.

Wissenswertes

Der Name Arnica kommt vom griechischen arnion, was so viel bedeutet wie Pelz des Lammes. Es ist eine Anspielung auf den flaumig weichen Blütenboden.

Innerliche Anwendung der Pflanzenteile kann zu Schädigungen des Körpers führen, denn das enthaltene Helenalin ist giftig. Jedoch, wie viele Gifte, wirkt der Stoff äußerlich angewendet positiv auf den Körper. Er ist ein natürlicher Entzündungshemmer und lässt Wunden und Prellungen schneller heilen.

Kampf der Arten

Helenalin ist auch in der nordamerikanischen Art *Arnica chamissonis* enthalten. Die sogenannte Wiesen-Arnika ist eine leichter zu kultivierende Wildpflanze, die genauso heilkräftig und hübsch anzusehen ist wie die europäische Art. Sie eignet sich nicht nur für medizinische Anwendungen, sondern auch als genügsame Zierde in Staudenrabatten. Mit der amerikanischen Arnika gelang es erstmals, Arnika als medizinisch verwendbares Heilkraut in Europa anzubauen. Mittlerweile fand jedoch auch *Arnica montana* durch Zuchtverfahren den Weg auf die Felder. Neue Bestrebungen zielen nun darauf ab, den Anbau der amerikanischen Wildart von Arnika zugunsten der heimischen Art zu reduzieren.

Der Pflanzensaft beider Arten kann Hautreizungen und allergische Reaktionen hervorrufen. Es ist also ratsam, nur geschützt mit Handschuhen zu ernten.

Verschiedene Einsatzbereiche

Indianische Heilkundige kochten Blüten und Rhizomwurzeln aus, um einen wirksamen Sud zu erhalten. Dieser galt nicht nur als entzündungshemmende Medizin, sondern auch als wirksames Stimulans und natürliche Antriebssteigerung. Er wurde sehr stark verdünnt als leichtes Antidepressivum eingenommen. Die innere Anwendung fand in Europa ebenfalls statt: Im Mittelalter trank man einen dünnen Arnikatee gegen Menstruationsbeschwerden, Gicht und Erschöpfungszustände.

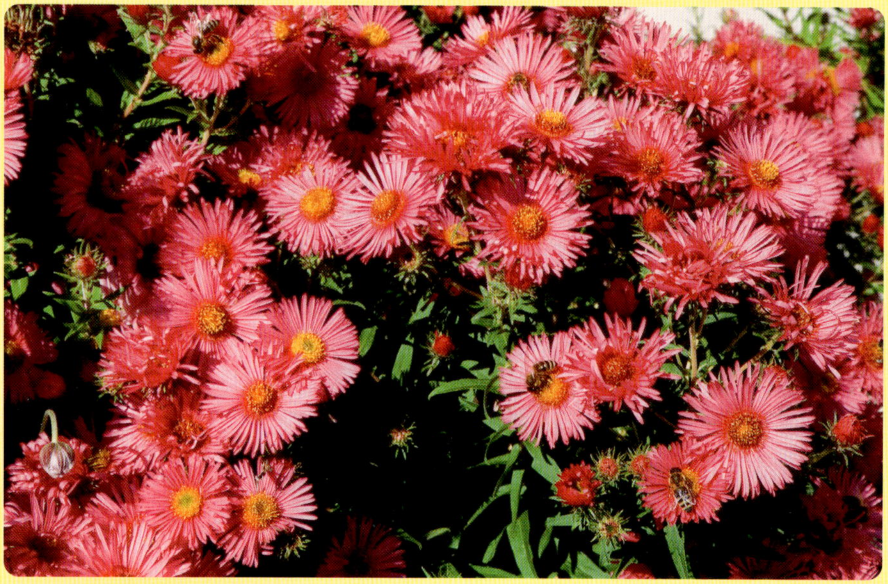

Die aus Amerika stammende Raublatt-Aster ist in Europa ein beliebter Herbstblüher.

Dahlie

Eine unserer schönsten Errungenschaften aus dem fernen Amerika ist sicher die Dahlie, in Bauerngärten früherer Zeiten auch als Georgine bezeichnet.
Die Ureinwohner Mexikos kannten 20 verschiedene Namen für die wunderschöne Blume, die sowohl religiöse als auch kulturelle Symbolik in sich vereinte. Die Knollen wurden in verschiedener Zubereitung verspeist, den Saft verwendete man zu medizinischen Zwecken. Die Dahlie ist heute Nationalblume Mexikos.

Die Zahl an Dahlien-Arten und -Sorten ist fast unüberschaubar. Neben den verschiedenen Formen faszinieren auch die kräftigen Farben der Gartenblume.

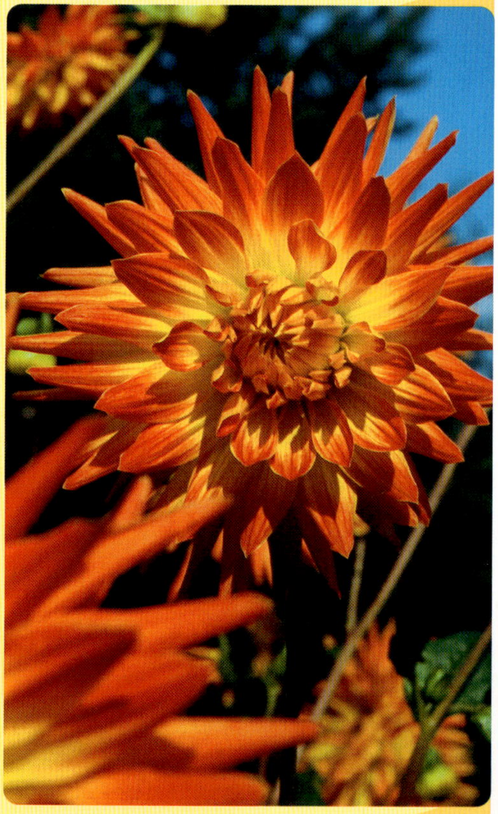

Gold der Prärie: Astern

Die Pflanzen aus der Familie der Asteraceae, also der Korbblütler, dienen der Menschheit seit Hunderten von Jahren als erfreuliches, farbiges Pflanzenspektakel für Auge und Seele. Die Schönheit ihrer Blüten, ihre großartige Blühkraft in vielen verschiedenen kräftigen Farben und ihre relative Anspruchslosigkeit begeistern Pflanzenfreunde von jeher. Und das völlig zu Recht. Allein mit Korbblütlern kann man ganze Gärten füllen. Setzt man zwischen die Pflanzen ein paar Grashorste unterschiedlicher Höhe, Farbe und Dichte entsteht die Prärie im eigenen Garten. Je wilder die Asteraceae-Pracht im Garten, desto besser. Die Hauptfarbe der vielen Korbblütler ist Gelb. Gelb in allen möglichen Schattierungen. Vom zarten Gelbhauch bis zum satten Sonnengelb über schreiendes Kanarienvogelgelb bis hin zum rötlichen Orangegelb. Dazu ein paar aus dem Gelb herausragende Kleckse Braun und Rot.

Astern sollten überallhin verpflanzt einen Sternenhimmel über die Erde bilden.

Johann Wolfgang von Goethe

Jeder liebt irgendetwas, und ich kenne keine anderen Liebesobjekte, von denen man so wesentliche und unfehlbare Geschenke zurückbekommt, wie von Büchern und einem Garten. Elizabeth von Arnim

Indianernessel

Erwähnenswert ist sicher auch die Indianernessel. Allein der Name verweist auf einen Bezug zu amerikanischen Ureinwohnern. Ein Tee aus *Monarda didyma* ist vor allem erfrischend und verdauungsfördernd. Heute gibt es so viele Züchtungen der Pflanze, dass die Entscheidung für oder gegen eine Sorte sehr schwerfällt. Man könnte einen Garten nur mit unterschiedlichen Indianernesseln bepflanzen, ohne dass der Eindruck von Monotonie entstände.

In England hat die Indianernessel einen zweiten Namen: Bergamotte. Der leicht minzig-zitronige Duft der Blätter erinnert an Earl-Grey-Tee, der mit Bergamottenöl aromatisiert ist. Sie eignen sich gut zum Würzen und für einen beruhigenden, wohlschmeckenden Tee.

Indianer kurierten Erkältungen und Erkrankungen der Bronchien mit *Monarda fistulosa*.

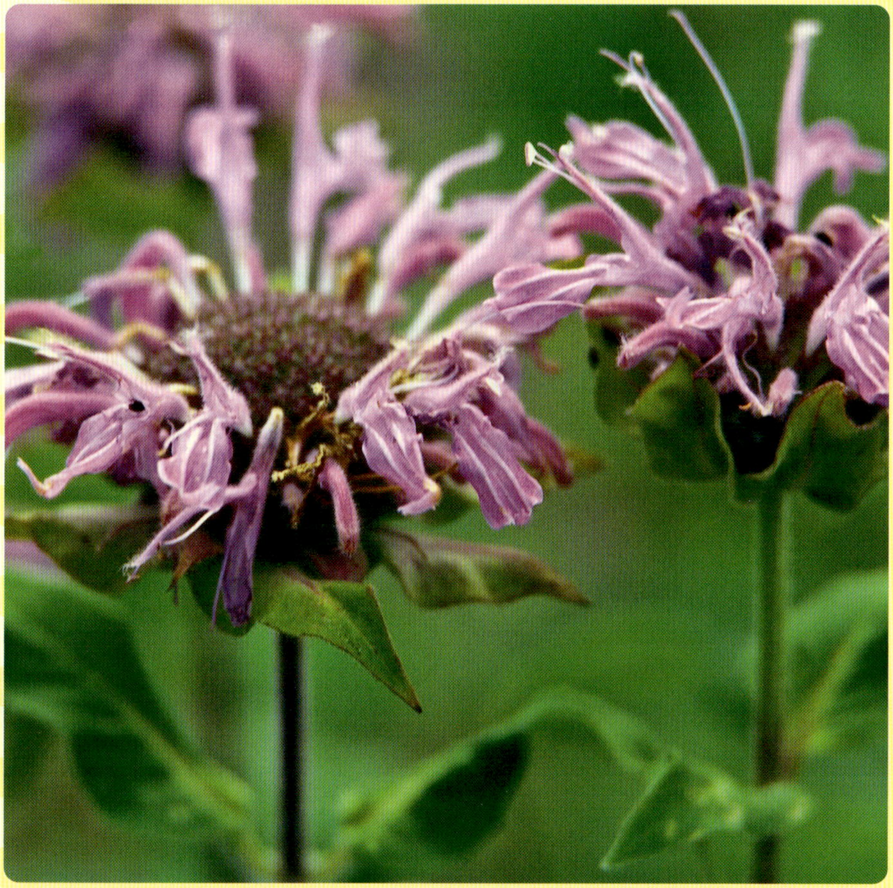

Tipp

Aber Vorsicht ist geboten: Die Pflanze mit den nesselähnlichen Blättern hat einen starken Ausbreitungsdrang. Teilen Sie die Pflanze im Frühjahr oder im Herbst. Damit dämmt man ihr Wachstum ein und vermehrt sie gleichzeitig.

Kanadische Goldrute

Die große Gattung der Goldruten kann man hierzulande wild wachsend auf sonnigen Wiesen, Lichtungen, am Rand von Bahngleisen und auf alten Schuttplätzen bestaunen. Sie verschönern selbst die tristesten Ecken. Gelb leuchtend ragen sie in Gruppen hoch hinaus und wiegen sich sanft im Wind. Sehr beliebt sind sie für sonnige Staudenrabatten – wie viele Korbblütengewächse sind sie recht widerstandsfähig und erfreuen mit einer langen und reichen Blüte.

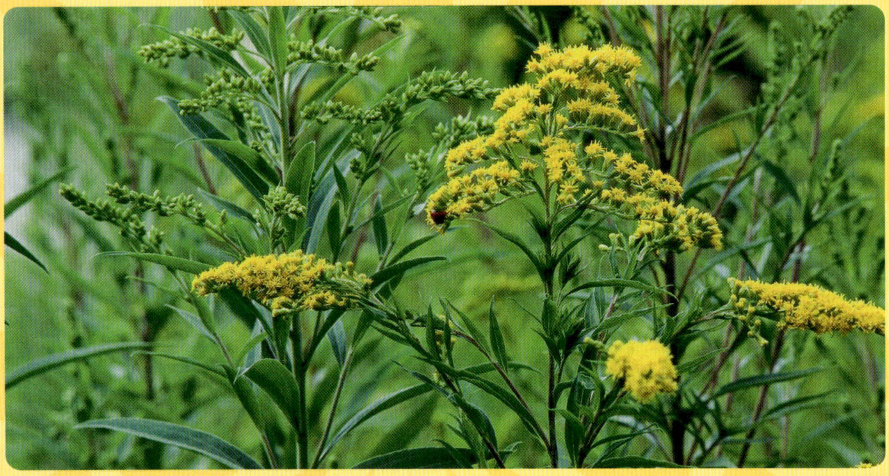

S. canadensis wird deshalb als invasiver Neophyt bezeichnet, weil er sich in Europa sehr stark ausgebreitet hat.

Wurzelgenuss

Im deutschen Volksmund nannte man die Wurzel auch Rapunzel, Speckwurzel und Rapontika. Erhitzt man die Erdfrucht in kochendem Wasser, verfärbt sie sich gedämpft dunkelrot und kann als Gemüse verzehrt werden. Allerdings ist die Wurzel nur dann als bekömmliche Nahrung zu empfehlen, wenn sie vor dem Austrieb der Pflanze geerntet wird. Man muss die Standorte der Nachtkerze kennen, möchte man das Wildgemüse ernten.

Invasive Pflanze

Erst im 19. Jahrhundert eroberte die Art aus Kanada auch Europa. Zunächst als Zierpflanze bewundert, verwilderte die Nordamerikanerin schnell und verdrängte einen großen Bestand der heimischen *Solidago virgaurea*, einer traditionellen Blasen- und Nierenheilpflanze der europäischen Volksmedizin.
Zwar ist die nordamerikanische Goldrute reicher an heilkräftigen Wirkstoffen, doch es besteht die Gefahr einer allergischen Reaktion. Beim Kauf neuer Pflanzen für den eigenen Garten sollten Sie zur heimischen Art greifen.

Indianer nutzten *Solidago canadensis* zur Heilung von Schlangenbissen und kauten die Blüten bei Erkältungskrankheiten und kratzendem Hals.

Nachtkerze

Die Nachtkerze, *Oenothera biennis*, trägt ihren Namen nicht umsonst: Erst in der Dunkelheit öffnet sie ihre schwefelgelben Blüten. Nach und nach klappen die zarten Blätter auf und entfalten sich innerhalb von wenigen Minuten. Im Morgengrauen bei Sonneneinstrahlung sind sie schon verblüht. Der ästhetische Ge-

Wurzel der Nachtkerze

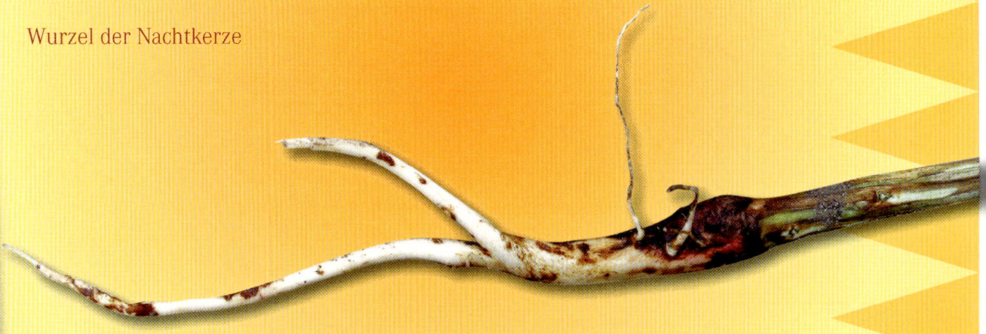

nuss dieser fragilen Blütenstände ist zeitlich sehr begrenzt und deswegen ein seltener Anblick. Was der heilenden Wirkung der aus Nordamerika stammenden Nachtkerze keinen Abbruch tut. Als zähe und überlebenstüchtige Pflanze besiedelte sie die weiten Prärielandschaften und gab sich mit einem geringen Nährstoffgehalt des Untergrunds zufrieden. Ihre Wurzeln – rübenartig und leicht rötlich – schlug sie vertrauensvoll in jeden verfügbaren Boden.
Beliebt war die Nachtkerze bei vielen Stämmen auch aufgrund ihrer heilenden Wirkungskräfte. Die ganze Pflanze wurde genutzt. Eingelegt in warmem Wasser, verwendeten indianische Stämme die Nachtkerze als wohltuende Umschläge auf Quetschungen. Besonders hoch geschätzt war das Nachtkerzenöl.
Falter und Nachtschmetterlinge bestäuben in der Dunkelheit die Blüten und es entwickeln sich ölhaltige Samenkapseln daraus. Diese wurden von nordamerikanischen Indianern im Hochsommer geerntet und zu einem ölhaltigen Brei zerquetscht. Das schmierige Gemisch verteilten sie an Stellen des Körpers, die von Hautkrankheiten befallen waren. Ihnen fiel auf, dass das Öl der behandelten Haut auffällige Reinheit und Straffheit verlieh, und sie begannen es kosmetisch zu verwenden.

Die Nachtkerze in Europa

Erst im 17. Jahrhundert fand *Oenothera biennis* eine neue Heimat in Europa. Zunächst als Zierpflanze genutzt, begannen die Europäer nach und nach die heilenden und verschönernden Kräfte der Pflanze zu erkunden.

Heute wächst die Nachtkerze in Gärten und an Straßenrändern. Besonders häufig sieht man sie auf stillgelegten Bahngleisen – sie hat sich mittlerweile in ganz Europa wild verbreitet. Das Öl wird hauptsächlich aus biologisch angebauten Pflanzen gewonnen und heute sowohl für kosmetische Zwecke als auch über die Nahrung für medizinische Zwecke genutzt.
Die innere Anwendung des Öls wirkt cholesterinsenkend, vermindert das Herzinfarktrisiko und wird in der Thromboseprophylaxe eingesetzt.

Tipp

Das Öl und auch der Tee aus dem getrockneten Nachtkerzenkraut sind in Apotheken erhältlich. Das getrocknete Kraut wirkt gegen Verdauungsprobleme, Magenkrämpfe und Durchfall. Auch bei Erkältungen eingesetzt leistet der Tee gute Dienste. Die Nachtkerze lässt sich leicht auch selbst sammeln und trocknen.

Auch *Oenothera missouriensis*, die Missouri-Nachtkerze, kommt ursprünglich aus dem südlichen Nordamerika. Sie eignet sich hervorragend für Steingarten- und Mauerpflanzungen. Die niedrig wachsende Nachtkerze wird nur etwa 20 cm hoch und verträgt kargen Boden in voller Sonne.

Sortiment

Neben *Oenothera* biennis gibt es noch weitere Arten und Sorten, die im Handel bei uns erhältlich sind:

- *Oenothera odorata,* Duftende Nachtkerze; zartgelbe große Blüten
- *Oenothera speciosa,* Weiße Nachtkerze 'Rosea'; Blütenfarbe von Weiß nach Pastellrosa wechselnd
- *Oenothera pallida*; weiße Blüten mit gelber Mitte

Purpursonnenhut

Echinacea purpurea, der Purpursonnenhut, erfüllt zwei wichtige Funktionen im „Hier und Heute". Zum einen verschönert das Igelköpfchen unzählige Gärten mit seiner extravaganten Farbe Pink und den stacheligen, typischen Asteraceae-Röhrenblüten. Zum anderen ist der Purpursonnenhut, den man mittlerweile auch in einer weißblütigen Zuchtform für den Garten erhalten kann, eine wichtige und ungefährliche Heilpflanze.

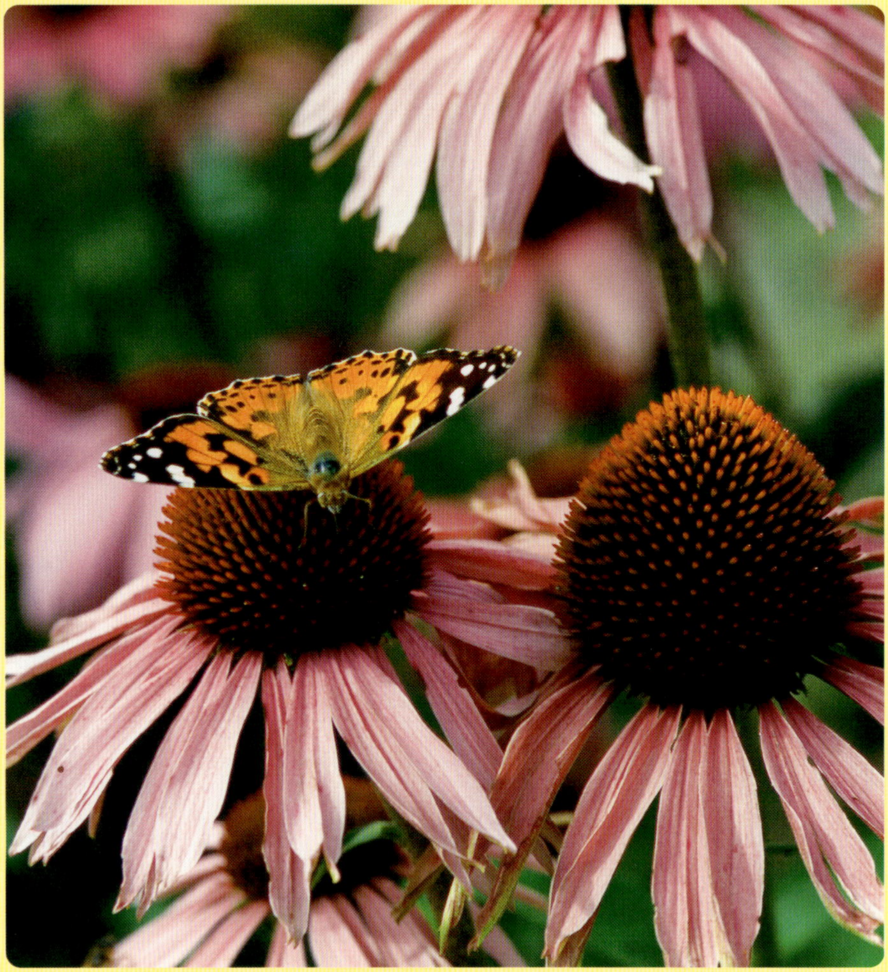

Sonnenhut wird auch gern von Schmetterlingen angeflogen.

Wichtige Voraussetzungen

Der Bekanntheitsgrad des Purpursonnenhuts und seine mediale Darstellung als großartige Heilpflanze sind zwar durchaus berechtigt, jedoch darf man auch von solch einer heilkräftigen Pflanze keine Wunder erwarten. Die Heilung eines Körpers braucht immer auch Geduld, ein allgemein gesundes Leben mit gesunder Ernährung und Bewegung.

Die Wildform *Echinacea angustifolia*, mit den schmalen, zierlichen Blütenblättern, wuchs bereits vor vielen Jahrhunderten in der Prärie Nordamerikas. Schon dort galt sie als wirksames Mittel gegen Unreinheiten im Blut. Ihre immunstärkenden Eigenschaften waren ebenfalls bekannt. Für vorbeugende Maßnahmen zur Kräftigung der natürlichen Krankheitsabwehr war und ist der Sonnenhut ein wahrer Pflanzenheld.

Unbekannte Qualitäten

Doch es gibt noch weitere Qualitäten, die uns eher nicht bekannt sind: Aus den sonnengetrockneten Stängeln gewannen Indianer eine harzähnliche Substanz. Sie nutzten sie als eine Art Kaugummi zur Zahnreinigung und Atemerfrischung.
Am wirksamsten sind Auszüge aus den Rhizomwurzeln. Sie enthalten Stoffe, die gegen alle möglichen Arten von Vergiftungen im Körper wirksam vorgehen.

Sonnenblume

Die Sonnenblume ist wohl eine der bekanntesten und beliebtesten Pflanzen amerikanischen Ursprungs. Nicht nur ihre optische Ausstrahlung – im wahrsten Sinne des Wortes, denn die gelben Strahlenblüten springen ihrer farbigen Leuchtkraft wegen schon von weit her ins Auge – erfreut und begeistert, sondern auch die aus der einjährigen Sonnenblume gewonnenen Samen und das wertvolle Sonnenblumenöl. Felder mit der strahlenden Pflanze sind eine wahre Augenweide und für manchen Maler und Dichter Inspiration für die schönsten Werke. Vermutlich stammt die einjährige Sonnenblume *(Helianthus annuus)* aus Mexiko.

Dort verehrten die Inkas sie als Symbol des Sonnengottes.
Das Aussehen der heiligen Pflanze erklärt die Verbindung. Doch es gibt noch eine weitere Hinwendung zur Sonne: Der Blütenkopf der Sonnenblume wandert von morgens bis abends mit der Sonne und streckt sich ihr entgegen. Daher auch die erstaunliche, immer gleiche Ausrichtung der Blütenköpfe auf großen Feldern. Wissenschaftlich nennt man dieses Phänomen Heliotropismus.
Zu uns nach Europa kam *Helianthus annuus* im Lauf des 16. Jahrhunderts. Schnell erfreute sie sich großer Beliebtheit und verbreitete sich in Windeseile in den heimischen Gärten, häufig nur zur Zierde, manchmal auch der schmackhaften Kerne wegen. Doch wie sieht es mit den Heilkräften des Korbblütengewächses aus?

Was steckt drin?

Getrocknete Zungenblüten: Als Tee aufgebrüht unterstützten die Wirkstoffe der Blütenblätter den Heilprozess bei grippalen Infekten. Abends getrunken schwitzte man die Krankheit in der Nacht aus.
Wurzel: In Verbindung mit anderen Pflanzen diente die Wurzel der Entgiftung des Körpers bei gefährlichen Schlangenbissen. Eine Abkochung fand auch Verwendung bei starken Rheumaschmerzen und Entzündungen. Indianer rieben ihren ganzen Körper zu diesem Zweck mit dem Sud ein und unterstützten damit eine schnelle Heilung.
Kerne/Samen: Mit dem aus den Kernen gewonnenen Öl rieben sich Indianer die Haare ein. Nach der Anwendung glänzten sie und wirkten gesund und kräftig. Natürlich galten die Kerne der Sonnenblume auch als wichtiges Nahrungsmittel – ebenso das daraus gewonnene Öl. Geröstet als Reisemahlzeit oder in Brot verbacken machten sie satt und bereicherten den Geschmack.

Staudige Sonnenblumen im Garten und auf dem Tisch

Die nahen staudigen Verwandten *Helianthus atrorubens* und *Helianthus decapetalus* stammen aus Nordamerika. Sie ähneln eher dem Sonnenhut als der Sonnenblume. Auch *Rudbeckia* wuchs ursprünglich in der nordamerikanischen Prärie- und Steppenlandschaft. Heute sind sowohl die staudigen Sonnenblumen als auch die Sonnenhüte in Europa beliebte und robuste wilde Zierstauden. In Horsten wachsend bieten sie ein schönes Farbspektakel in vielen Gelb-, Orange- und Rottönen und eignen sich gut als Schnittblumen.

Alle Blütenköpfe schauen in eine Richtung – der Heliotropismus ist ganz offensichtlich.

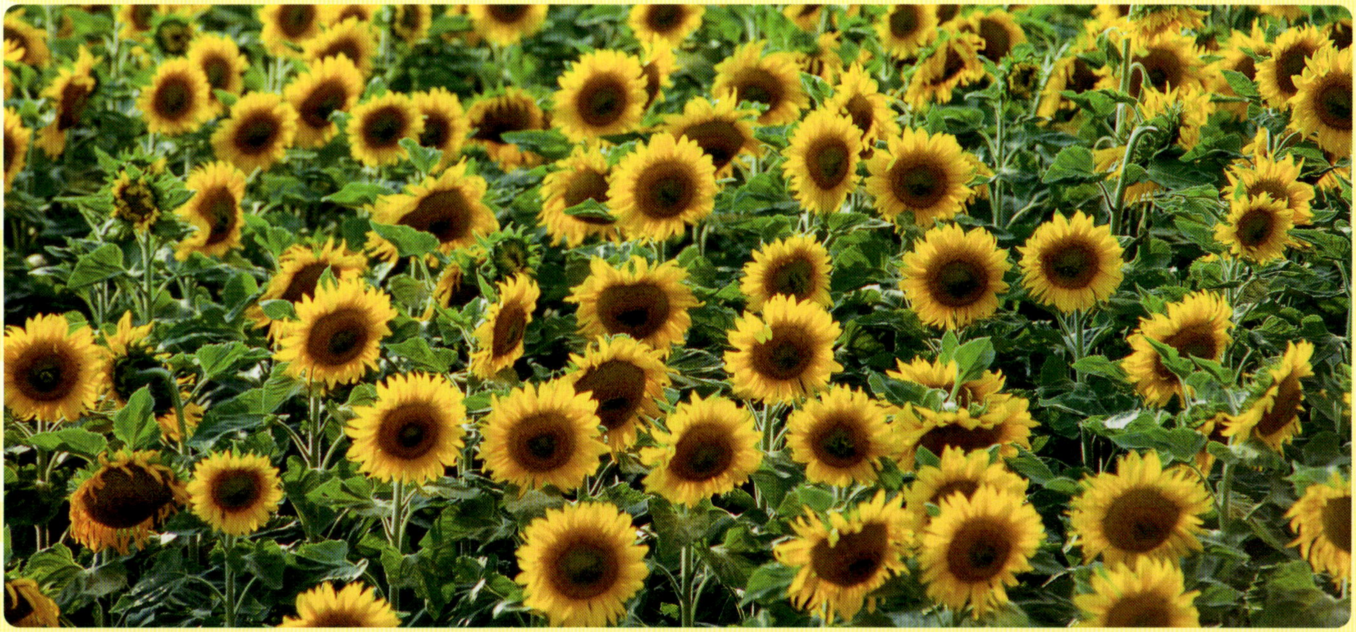

Blütenpracht von Juni bis November

Botanischer Name, deutscher Name	Blüte/Höhe	Standort
Aster novae-angliae Raublatt-Aster	August 100–140 cm	Humoser, nährstoffreicher Boden; sonnig bis halbschattig.
Aster ericoides Myrten-Aster, Septemberkraut	Oktober–November 120 cm	Kalkhaltiger Boden in der Sonne.
Aster novi-belgii Glattblatt-Aster	September–Oktober 80–150 cm	Bevorzugt feuchte Standorte in normaler, nährstoffreicher Gartenerde; sonnig bis halbschattig.
Coreopsis grandiflora Großblumiges Mädchenauge	Juni–September 60–80 cm	Lieben pralle Sonne in humoser, leicht feuchter Gartenerde.
Coreopsis verticillata Netzblattstern	Juni–September 60–80 cm	Lieben pralle Sonne in humoser, leicht feuchter Gartenerde.
Gaillardia-Hybriden Kokardenblume, Papageienblume	Juli–September 20–70 cm	Sonnig in nährstoffreicher Gartenerde.
Rudbeckia fulgida var. *sullivantii* Sonnenhut	August–September 60 cm	Bevorzugt sehr sonnige Standorte mit nährstoffhaltigem Untergrund.
Stokesia laevis Kornblumenaster	August–September 30–40 cm	Als etwas empfindliche Asteraceae legt die Kornblumenaster Wert auf einen sonnigen, geschützten Platz auf sandig-lehmigem Boden.
Solidago-Hybriden Goldrute	Juli–September 50–80 cm	Sonniger bis halbschattiger Bereich in guter Gartenerde.
Echinacea purpurea Purpursonnenhut, Igelkopf	Juni–September 70–90 cm	Sonnige Standorte, verträgt auch lichten Schatten.

Merkmale	Verwendungsmöglichkeiten
Vorsicht: wuchert! Fast ebenerdiger Rückschnitt im Winter ab November.	Bauerngarten, Staudenrabatten, Sichtschutz; gute Schnittpflanze.
Unzählige winzige weiße, filigrane Blüten, die wie eine Miniausgabe der „normalen“ Astern aussehen.	Staudenbeete; gute Schnittpflanze, die besonders gern im floristischen Bereich verwendet wird – ähnlich wie Schleierkraut.
Rückschnitt nach der Blüte, danach Winterschutz mit Mist oder Rindenmulch.	Staudenbeete und Rabatten; ergiebige Schnittpflanzen mit Blüten in allen möglichen Farben (je nach Sorte); Insektenweidepflanze.
Aussaat ab Ende Februar bis in den März hinein; Rückschnitt im Winter; Teilung nach der Blüte.	Staudenbeete; gute Schnittpflanze: Die Blüten halten sich in der Vase bis zu zwei Wochen – Knospen erblühen noch; Bienenweidepflanze.
Filigranere Blätter und Blütenblätter als *C. grandiflora*; sehr blühfreudig; Rhizomwurzeln breiten sich rasch aus.	Staudenbeete und Steppenpflanzungen; Bienenweidepflanze.
Der Name Papageienblume kommt nicht von ungefähr: Die verschiedenen Sorten prahlen mit schreienden Farben; häufig wandelt sich das Gelb der äußeren Blütenspitzen zum Blütenkopf hin in sattes Rot; Rückschnitt direkt nach der Blüte; zum Winter hin mit Nadelreisig abdecken.	Staudenrabatten; bunte Pflanzung vor Gehölzrändern; gute Schnittblume.
Teilung Februar–April; wenn die Blühfreudigkeit nachlässt, umpflanzen!	Staudenbeete auch vor Gehölzen; Rabattenpflanzung; gute Schnittpflanze; verträgt sogar die Enge von Balkonkästen.
Lila Blüten sind eine besondere Farbe im Reich der Korbblütler.	Rabattenpflanzungen; gute Schnittpflanze mit besonderer lila Farbe (daher wohl die Namensähnlichkeit mit der Kornblume); Steppenpflanzungen.
Alle Sorten zeichnen sich durch rispenartige, leuchtend gelbe Blütenstände aus; die Goldruten wachsen horstig und ähneln in Wuchs und Blüte den Prachtspieren und den Silberkerzen.	Für Beete und Rabatten geeignet; gehölzrändertauglich (sieht man oft in freier Natur); eine dankbare Schnittstaude, die als Insektenweidepflanze viele Bienen anlockt und dazu noch gut duftet.
Das harte Igelköpfchen ragt aus den fast pinkfarbenen Blütenblättern braun-gelb hervor und sorgt so für einen aufreizenden Kontrast; Aussaat ab März im Freiland; Teilung im Winter; Rückschnitt nach der Blüte über dem Boden.	Schmetterlingspflanze, die auch andere Insekten anlockt; gute Beetpflanze, die sich zum Schnitt eignet; Heilpflanze; *E. angustifolia* macht sich mit den filigranen Blütenblättern und dem bescheidenen Auftreten wunderbar in Steppenpflanzungen.

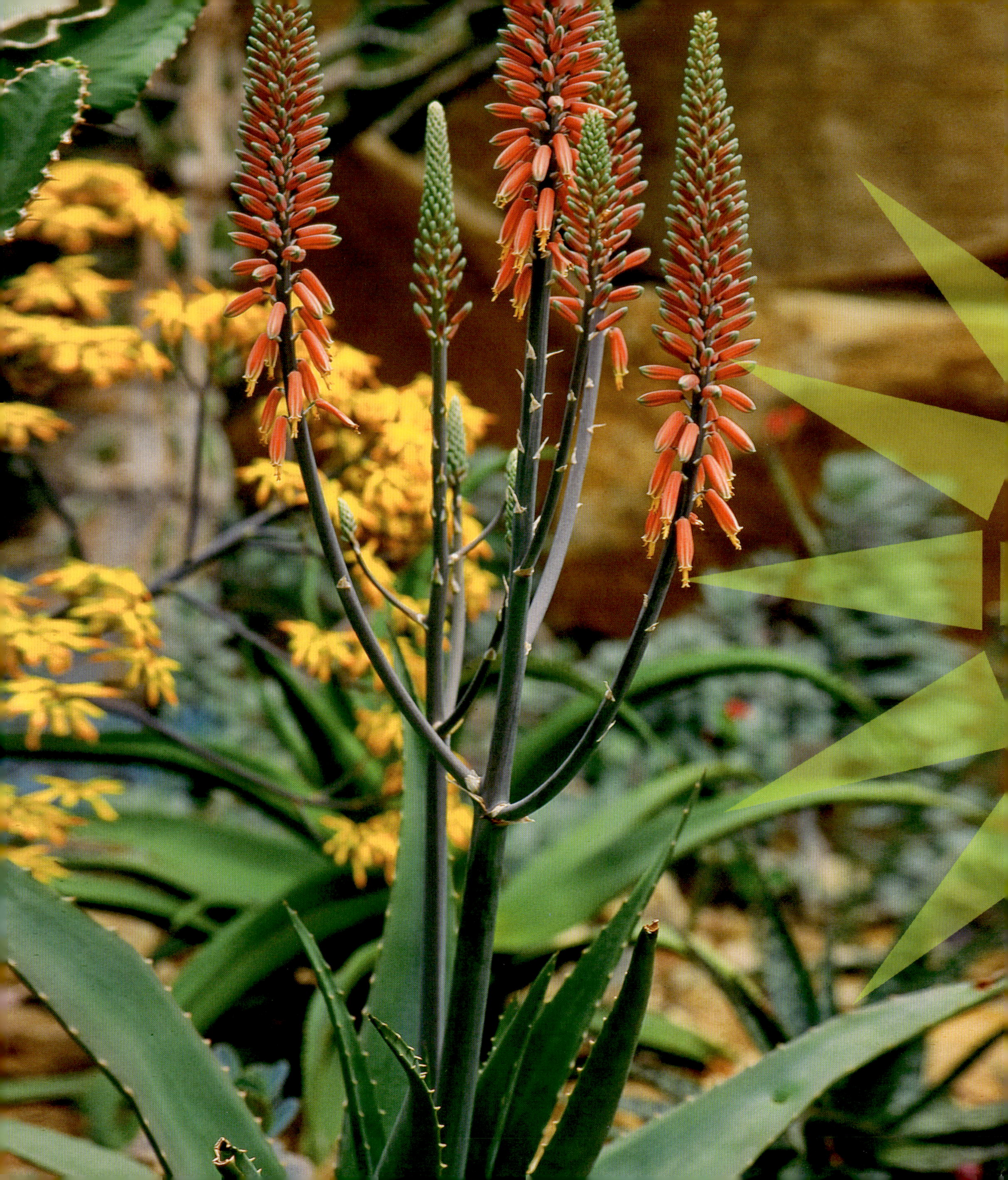

Grüne Überlebenskünstler – Amerikanische Pflanzen im Extremklima

Ein Glückstraum

Wir lassen alle Uhren zerschlagen,
alle Kalender verbieten
und zählen Stunden und Monden
nur nach der Blumenuhr,
nur nach Blüte und Frucht.
Und dann umstellen wir das Ländchen
mit Brennspiegeln,
dass es keinen Winter mehr gibt
und wir uns im Sommer
bei Ischia und Capri hinaufdestillieren,
und wir das ganze Jahr
zwischen Rosen und Veilchen,
zwischen Orangen und
Lorbeern stecken.

nach Georg Büchner

Das Klima ändert sich, und das ist schon länger bekannt. Wir spüren es an den heißeren Sommern, an den heftigen Stürmen und den starken Regengüssen. Bisher waren wir in unserer gemäßigten Klimazone sehr verwöhnt und hatten von allem etwas. Nun müssen nicht nur die Menschen, sondern auch die Tiere und Pflanzen sich allmählich umstellen. Im Garten können wir ein bisschen nachhelfen und Pflanzen den Vorrang geben, die an extreme Klimabedingungen gewöhnt sind. Vor allem amerikanische Gewächse aus den unterschiedlichsten Vegetationszonen können unsere Gärten bereichern, denn sie meistern auch extreme Situationen.

KLIMAENTWICKLUNG IN EUROPA

Das Klima in Europa und auf der gesamten Welt scheint im Wandel begriffen. Schlagworte wie globale Erderwärmung, Klimawandel und Treibhauseffekt sind durch die Medien verbreitet allgemein bekannt. Ängste werden geschürt und mannigfaltige Theorien ziehen ihre Kreise. Die Forschung scheint noch uneins, was die zukünftige Entwicklung des weltweiten Klimas angeht – Tendenzen und Voraussagen gibt es viele, häufig widersprechen sie sich.
Fest steht, dass die Temperaturen in den letzten Jahrzehnten weltweit durchschnittlich gestiegen sind. Erste Veränderungen auf die Tier- und Pflanzenwelt hat es bereits gegeben, doch das scheint erst der Anfang zu sein.

Veränderung der Pflanzenwelt in Europa – Perspektiven

Die häufig geringere durchschnittliche Niederschlagsmenge führt zu Trockenheit und Dürreperioden. Im Winter fällt mehr Regen, dafür bleibt es relativ mild. Bäume und Sträucher schlagen früher aus, wodurch die Gefahr entsteht, dass die empfindlichen Blüten von einem letzten Frost im zeitigen Frühjahr vernichtet werden. Vor allem im Bereich der Wälder wird der Wandel des Klimas registriert. Prognosen kündigen den Wechsel verschiedener Baum-Arten in unseren Wäldern an.
Verändern wird sich auch der Schädlings- und Krankheitsbefall. Doch hier wird die Züchtung neuer Sorten Abhilfe schaffen können.

Die Chancen nutzen

Jede Veränderung birgt auch immer Chancen in sich, und mit der Kenntnis um bestimmte Entwicklungstendenzen gibt es immer auch die Möglichkeit, handelnd einzugreifen und in der Gegenwart Vorsorge zu treffen. Erhöht sich die Temperatur, so kann man damit rechnen, dass der Vegetationszeitraum sich insgesamt verlängert. Der Pflanzenaustrieb und damit auch die Aussaat würden vermutlich früher erfolgen und die Erntesaison später einsetzen. Vielleicht könnten bei einigen Pflanzen sogar zwei oder mehr Ernten erbracht werden.

Feigen & Co
Im Bereich der Zierpflanzen wäre es möglich, dass die Blütezeit sich verlängert oder ein reicher zweiter Blütenflor sich bildet. Zieht der Herbst sich in die Länge, so bleibt das Farbspektakel uns vielleicht bis in den Winter hinein erhalten.
Auch die Feigenernte in Mitteleuropa wäre gesichert. Oft reifen die Feigen hierzulande nicht aus, da die Sommermonate zu kurz und zu kalt sind, das könnte sich mit dem Wandel des Klimas ändern.

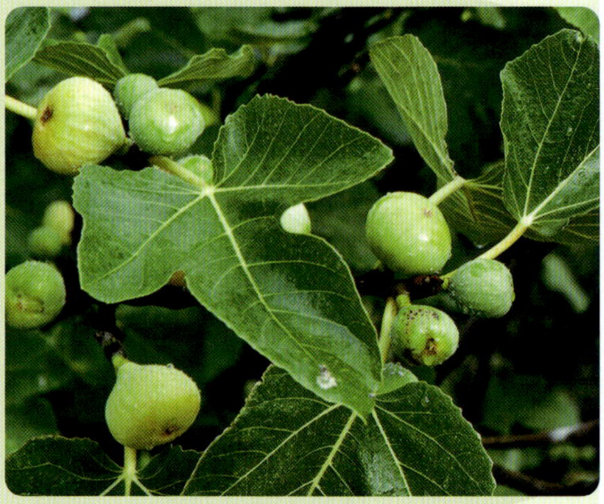

Wird die Feigenernte aufgrund des Klimawandels bald auch in Nordeuropa möglich sein?

Sich den Herausforderungen stellen

Gerade als Gärtner steht man alsbald womöglich vor neuen Herausforderungen. Es ist vielleicht an der Zeit, den Blick zu erweitern und im Wissen um mögliche Auswirkungen des klimatischen Wandels Pflanzen anderer Länder mit anderen Klimabedingungen zu betrachten. Ihre Anpassungsfähigkeit an Extremstandorte könnte einen winzigen Teil der Lösung im bevorstehenden Anpassungsprozess ausmachen. Was heute bei uns nur mit technischer Unterstützung oder unter Glas mit besonderen Pflegemaßnahmen wachsen kann, blüht und gedeiht möglicherweise bald schon im Freiland.

Experimentierfreudigkeit gefragt

Es ist nun vielleicht an der Zeit, gärtnerische Experimente mit fremden Pflanzen zu unternehmen – mit Fantasie und Spaß am Ausprobieren. Der eigene Vorgarten könnte Raum für aktive Versuche bieten. Das, was in unseren Augen heute exotisch wirkt, gilt in einigen Jahrzehnten unter Umständen als normal – das heute Normale als exotisch.

Amerikanische Pflanzen im Visier

Eine große Anzahl exotischer Pflanzen wächst in Amerika. Insbesondere Mittel- und Südamerika bieten viele verschiedene Vegetationszonen, die die verrücktesten Anpassungskünste der Pflanzen hervorbringen. Unter extremsten Bedingungen gibt es immer noch grüne Überlebenskünstler, die sich im Lauf der Evolution an die Gegebenheiten angepasst haben und über Naturgewalten wuchskräftig in Blatt und Blüte triumphieren.
Auf kargen Bergböden gedeihen knorrige Sträucher und widerstandsfähige Stauden weit über dem Meeresspiegel in sauerstoffarmer Luft. Unter gleißender Sonne in Steppen und Wüsten gibt es Pflanzen, die lange Dürreperioden aushalten und mithilfe eigener Wasserspeicher die Trockenheit überstehen; die Sukkulenten sind wohl das bekannteste Beispiel hierfür. Tropisches und subtropisches Klima erfordert die Fähigkeit, mit ganz unterschiedlichen Temperaturen und hoher Luftfeuchtigkeit fertig zu werden. Andere Pflanzen stehen mit ihren „Füßen" buchstäblich im Wasser. Sie vertragen sehr feuchten Untergrund, zuweilen sogar Überflutungen und sumpfartigen Boden.
All diese Pflanzen sind besondere Überlebenskünstler, denen es im Lauf der Zeit gelungen ist, sich an die extremen Standortbedingungen anzupassen. Sie verdienen unsere Aufmerksamkeit – vielleicht können sie uns helfen, Ideen zu entwickeln für eine sich mit dem Klimawandel verändernde europäische Pflanzenwelt.

Selbst in der heißen Savanne Costa Ricas haben sich Pflanzen etabliert.

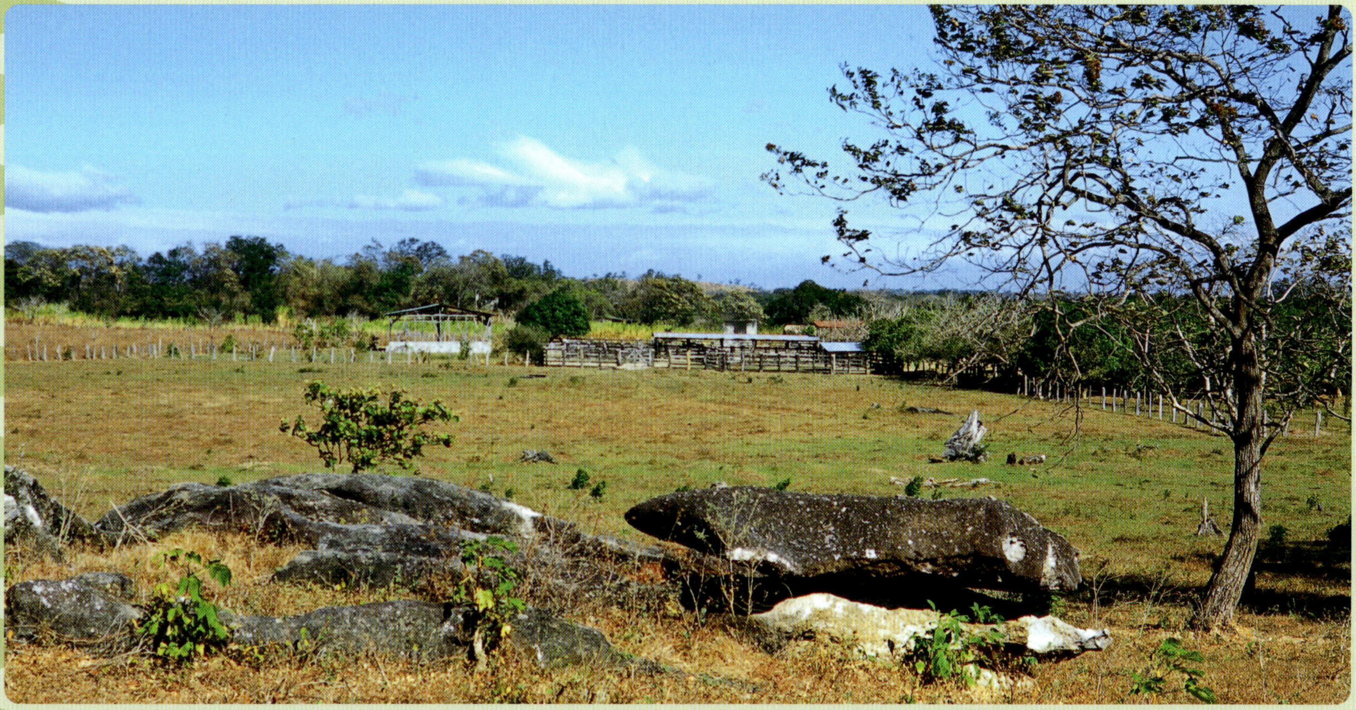

Im klimatischen Wechselreigen – Klimazonen Amerikas

Das tropische Klima ist gekennzeichnet durch eine relativ gleichbleibende hohe Durchschnittstemperatur von über 20 °C. Im Sommer gibt es häufige und sehr starke Niederschläge, die Luftfeuchtigkeit ist dann sehr hoch. Im Winter regnet es kaum. Man spricht von einer Regenzeit im Sommer und einer Trockenzeit im Winter. Je kürzer die Regenzeit, desto stärker müssen die Pflanzen sich an die lang andauernde Trockenperiode anpassen. Man unterscheidet die von der Länge der Regenzeit abhängigen tropischen Vegetationszonen: Wüste, Dornenstrauchsavanne, Trockensavanne, Feuchtsavanne und Regenwald. Die Gebiete zeichnen sich allesamt durch eine Vegetation aus, die einerseits in der Lage ist, über einen mehr oder weniger langen Zeitraum hinweg Feuchtigkeit zu speichern, um die trockenen Hitzeperioden überleben zu können, und sich auf der anderen Seite auch von hoher Luftfeuchtigkeit und starken Regenfällen nicht beeindrucken lässt.
Unter subtropischem Klima versteht man Regionen mit einer durchschnittlichen Temperatur von über 20 °C, die im kältesten Monat jedoch unter dieser Grenze liegen. Auch hier herrscht eine Steppen- und Wüstenvegetation vor. Ein Beispiel für subtropisches Klima in Südamerika ist Zentralchile.

NAHRUNG AUS DEN TROPEN

Viele der exotischen Nutzpflanzen, besonders bekannt sind bei uns diverse Obst-Sorten, stammen aus den südamerikanischen Tropengebieten. Ananas, Kakao, Maracuja und Passionsfrucht üben hierzulande einen besonderen Reiz aus. Ihre Fremdheit verzaubert. Doch wir wissen nicht sehr viel über die uns lieb gewordenen Früchte und Gewächse. Eine ausgereifte Passionsfrucht bekommen wir nur selten zu sehen, und wer weiß schon, wie die Pflanze überhaupt aussieht, die uns den Kakao liefert? Was ist eigentlich Maniok und woher kommt Guarana?

Ananas

Die Ananas aus der Familie der Bromeliengewächse ist eine alte Kulturpflanze der Ureinwohner Südamerikas. Als Nahrung, Heilpflanze und zur Weinherstellung verwendet, wurde die gesunde Tropenpflanze schon in der Zeit vor Kolumbus in Süd- und Mittelamerika kultiviert. Vermutlich stammt sie aus Südbrasilien oder Paraguay – in diesen Gegenden gibt es wilde Ananas-Arten, die als Vorläufer der gezüchteten Speisefrucht *Ananas comosus* infrage kommen.
Den „Durchbruch" in Europa schaffte die Südfrucht erst ab dem 18. Jahrhundert. Die Kultur in Glashäusern wurde damals erprobt, und es galt als modern, die weit gereiste Ananas im eigenen Land anzubauen.

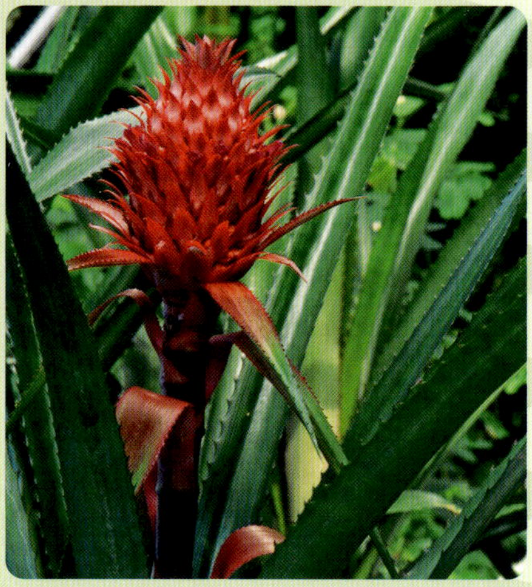

Ananasblüten werden manchmal zu Dekorationszwecken verwendet. In Sträußen halten sie sich lange.

Eigenschaften der Ananas

In der Frucht verbergen sich zwei Enzyme, Bromelain genannt. Ihnen werden heilkräftige Eigenschaften zugeschrieben, die auch den Indios bekannt waren: Als entzündungshemmendes Mittel heilte der Fruchtsaft innere und äußere Wunden und Infektionen. So setzten die Indios Ananas ein, um Halsentzündungen, Wun-

den und Quetschungen zu heilen. Außerdem führten sie mithilfe unreifer Ananas Wurmkuren durch – diese Anwendung war nicht ganz ungefährlich, da schlimme Magenbeschwerden und Durchfall auftreten konnten. Jedoch waren die Würmer nach der umstrittenen Kur meist nachhaltig beseitigt.
In der Frauenheilkunde nahm die leckere Frucht ebenfalls eine besondere Stellung ein: Sie galt bei den Ureinwohnerinnen als menstruationsfördernd.

Diätpflanze

Ananas war schon vor ihrem Siegeszug in europäische Länder bei den alten Gesellschaften Südamerikas als Verdauungshilfe bekannt. Mittlerweile weiß man auch in Europa, dass der Verzehr von Ananas die Verdauung fördert und dabei hilft, abzunehmen. Unzählige Kuren und Diäten nutzen die Bromelienfrucht als „Schlankheitswunder".

Guarana

Ein weiteres aufputschendes Mittel liefert die Guarana-Liane:
Die reifen, knallig orangen Früchte der Paullinia cupana sehen mit etwas Fantasie aus wie in die Luft starrende menschliche Augen. Brasilianische Indios, die Sateré-Maué, haben die auffällige und nützliche Pflanze mit Legenden in ihre Kultur eingebettet:

Heiliges Menschenauge

Eine davon erzählt, dass sich ein junges Paar vor langen Zeiten nichts sehnlicher wünschte als ein Kind. Dieser Wunsch schien ihnen trotz vieler Bemühungen verwehrt. So baten sie den Gott Tupã um Beistand. Er erhörte ihre Bitte und schenkte dem Paar einen wunderhübschen und begabten Jungen, der im Lauf der Jahre die Zuneigung aller Stammeszugehörigen gewann und mit Tieren, Menschen und Pflanzen in harmonischem Einklang lebte. Ein eifersüchtiger Geist jedoch störte sich an der Harmonie und tötete das Kind. Der ganze Stamm litt und trauerte um den toten Jungen. Wieder hatte Tupã Mitleid und beschloss ein Zeichen der Hoffnung zu setzen. Er trug der verzweifelten Mutter auf, die Augen ihres Sohnes im Boden des nahen Regenwaldes zu verscharren. Nach einiger Zeit rankte sich eine Lianenpflanze an genau dieser Stelle in die Höhe. Die Früchte sahen aus wie menschliche Augen. Uaraná bedeutet Menschenauge.
Und tatsächlich: Die kleinen, kastanienähnlichen Samen schenkten den Indios mit ihren energiespendenden Kräften neue Hoffnung: Nach traditionellen Reinigungs- und Röstungsverfahren zu einer Paste vermahlen und in Wasser gelöst eingenommen, wirkte die Pflanze gegen Müdigkeit, Kopfschmerzen und Durchfall.

Alternative zum Kaffee

Guarana hat sich auch in unseren Kulturen einen Namen als anregendes Mittel gemacht. In Kapseln, Süßigkeiten, Getränken und Teemischungen verarbeitet, macht es munter und weckt Energien – ähnlich wie auch andere koffeinhaltige Produkte. Jedoch gibt die Pflanze das Koffein erst nach und nach an den Organismus ab, da es an Gerbstoffe gebunden ist. Das bedeutet, die anregende Wirkung hält länger an und wirkt schonender als Kaffeeprodukte. Guarana ist die stärkste uns bekannte Koffeinpflanze.

Kakao

Lange bevor der uns bekannte Speisekakao gemahlen und verarbeitet in Europa große Kreise zog, waren die Früchte des Kakaobaumes als Zahlungsmittel, Kraftrunk, Gottesgabe und Medizin in indianischen Kulturen, besonders aber bei den Azteken etabliert. Noch heute kennt man die Bezeichnung Speise der Götter und kann daraus auf die Stellung des Kakaos in der Pflanzenhierarchie

Früchte des Kakaostrauches

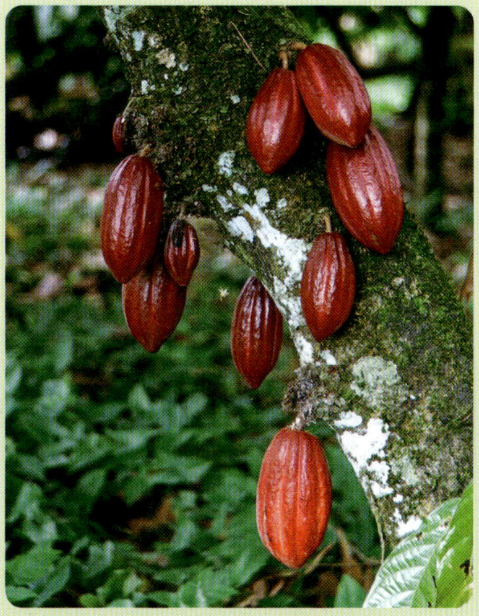

schließen. *Theobroma cacao* verweist schon durch seinen speziellen Wuchs auf den Wert, den ihm indianische Kulturen zusprachen: Die Blüten und später die Früchte wachsen direkt aus dem blattlosen Hauptstamm und den starken Seitenästen, was auf den ersten Blick ein wenig befremdlich wirkt. Die etwa 20 cm langen Früchte enthalten Samen, die Kakaobohnen, und ein helles Fruchtmus, die Pulpa. Die zerstoßene Bohne ergab, verrührt mit Chili, Vanille, Maismehl, Honig und warmem Wasser, einen würzigen und nahrhaften Trank. Eher Nahrung als Genussmittel weicht der scharfe, intensive Geschmack dieser Ursprungsschokolade stark von dem unseres süßen, milden Kakaogetränks ab. Zwar nahmen Indios die Bohne bei vielen verschiedenen Leiden ein, zum Beispiel gegen Unterleibsschmerzen, Müdigkeit, Entzündungen, Bronchitis und Durchfall – aber auch und gerade als eine Art Lösungsmittel für andere Heilpflanzen war der Kakaotrank beliebt. Schlecht schmeckende und bittere Gewächse konnten in Verbindung mit dem scharfen Getränk leichter aufgenommen werden.

Aus den sehr fetthaltigen Bohnen pressten die Indios das Kakaoöl oder die Kakaobutter, mit der sie rissige Lippen, trockene, wunde und entzündete Hautstellen oder Verbrennungen betupften. Auch die Pulpa und sogar die Baumrinde verarbeiteten sie weiter.

Blüten des Kakaostrauches

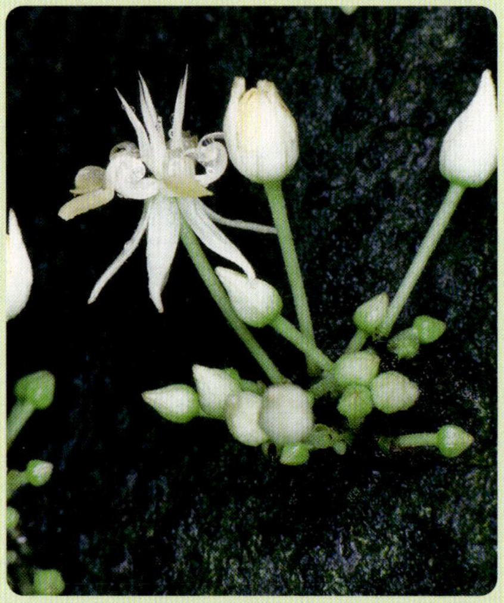

Maniok

In direkter Pflanzennachbarschaft findet man den Maniok, ein Wolfsmilchgewächs aus dem Amazonasbecken.

Vermutlich fanden die Indios erst nach einigem Leid heraus, dass die Wurzelknollen essbar sind, denn sie enthalten Blausäure und sind ohne vorherige Behandlung giftig. In traditioneller Weise spülen Indios den Maniokbrei in klarem Wasser aus. Die Giftstoffe schwemmen mit dem Wasser heraus. Zurück bleibt eine genießbare, sehr stärkehaltige Masse, die sich getrocknet oder geröstet in Maniokmehl verwandelt. Mit dem Mehl backen die Indios Brot, Fladen und nahrhafte Küchlein.

Manihot esculenta braucht tropisches Klima, um gut zu gedeihen. Bis in 2000 m Höhe kann man die Stärkepflanze noch sichten. Heute ist sie eine weltweit wichtige Nutzpflanze geworden. Der Maniok hat sich in vielen tropischen Gebieten – besonders in Asien und Afrika – Raum erobert. Das stärkehaltige Mehl dient unter anderem als Nahrungsmittel und als Grundlage für kosmetische Produkte.

Schöpfungsmärchen

Die Mandi gerufene Tochter einer Indiofrau und einer unbekannten Gottheit starb eines Nachts unter ungeklärten Umständen. Der Stamm trauerte um das beliebte, immer blasse Mädchen. Nacht für Nacht weinte ihre Mutter sich in den Schlaf. Eines Morgens erblickte sie ein zartes Pflänzchen neben dem Bett, das aus ihren Tränen erwachsen zu sein schien. Es wurde größer und größer, bis eines Tages der Boden um die Pflanze in Rissen aufsprang. In großer Aufregung grub die trauernde Mutter in der Erde – sie hoffte, ihre tote Tochter käme aus dem Totenreich zurück. Doch was sie fand, waren helle Wurzeln – ähnlich blass wie die Haut ihrer Tochter –, die Maniokwurzeln, die zukünftig für das leibliche Wohl des ganzen Stammes sorgten.

Nützliche Medizin

Die Kräfte des Manioks beschränken sich nicht allein auf seinen Stärkegehalt oder die giftigen Inhaltsstoffe. Auch die Blätter finden Verwendung: Ähnlich dem Goldmohn pflegten Indios jammernden Kindern Blätter

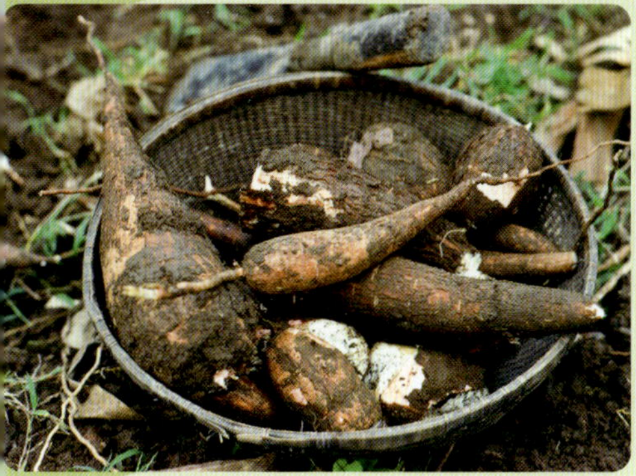

Die Milch aus den Maniokwurzeln verwendeten Indios zur Heilung von Krätze, Geschwüren und anderen Hauterkrankungen.

unter die Decken zu legen. Sie sollten beruhigen und den Schlaf herbeiführen.

- Der gepresste Blattsaft, auf die Schläfen gerieben, half gegen Kopfschmerzen.
- Eingenommen vertrieb er Würmer aus dem Körper.
- Wurzelscheiben legte man auf Schlangenbisse; das eine Gift sollte das andere Gift vertreiben und somit beseitigen.
- Die Samen waren ein zuverlässiges Brechmittel.

Stevia

Völlig harmlos hingegen ist die Stevia. Sie gehört zu der großen Familie der Korbblütengewächse. Seit einiger Zeit macht Yerba dulce (das süße Kraut) sich auf, die internationalen Märkte zu erobern. Es stammt aus den subtropischen, sandigen Hochebenen von Paraguay und wird von heimischen und brasilianischen Indios als Süßungsmittel für den traditionellen Matetee verwendet. Ein Zuckerersatz also?

Tipp

Die Namen Süßkraut, Süßblatt und Honigblatt lassen vermuten, dass die Hauptqualität der Stevia in ihrer Süßungskraft liegt: Tatsächlich sind Steviaextrakte 300-mal süßer als der weiße Fabrikzucker. Außerdem enthält die Pflanze kaum Kalorien und verursacht noch dazu keine Karies. Eine Wunderpflanze also, die in vielen Ländern auch als solche gehandelt wird. In Europa ist sie dagegen immer noch ein Insidertipp für Gesundheitsbewusste.

Umstrittenes Süßungsmittel

Es mag erstaunen, dass Steviaprodukte seit Ende der 90er-Jahre in Europa als Nahrungsmittel verboten sind. Eine neue Verordnung, die Novel-Food-Verordnung, stoppte den Verkauf der Pflanze als natürliches Süßungsmittel, da nicht alle Wirkstoffe eindeutig nachgewiesen werden konnten – es steht eine Zulassung als sicheres Nahrungsergänzungsmittel aus.
Seit 2008 jedoch darf Stevia zumindest in der Schweiz als Zuckerersatzstoff erworben werden – er gilt dort als unbedenklich. Weiß man um die Vergangenheit des Honigblatts, verwundert dies nicht. Bei den Indios ist

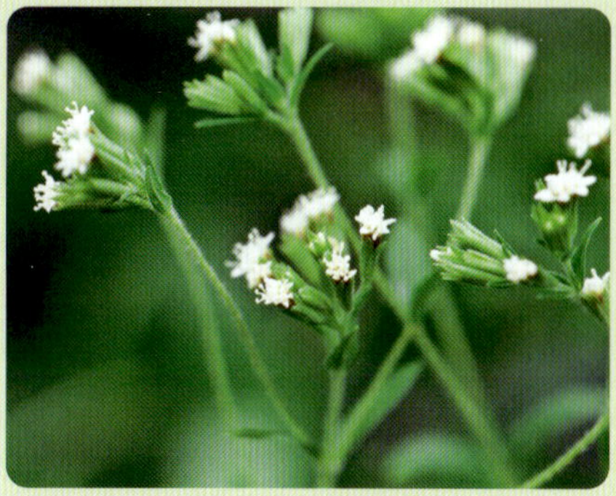

Stevia bildet kleine weiße Blüten.

Stevia schon lange im täglichen Gebrauch, ohne Schäden zu verursachen. Im Gegenteil minderten sie sogar so manche körperliche Schäden mit dem Süßblatt: Es wirkte gegen Bluthochdruck, Übergewicht und Sodbrennen. Außerdem hielten Indios die Pflanze für herzstärkend und wirksam in der Krebsbekämpfung.

Süße Pflanze

Stevia rebaudiana kann man in Gärtnereien kaufen. Das mehrjährige Kraut aus den Subtropen liebt – ähnlich dem Basilikum – warme, feuchte Standorte (keine Staunässe!) und kann als Kübelpflanze im Sommer draußen stehen. Im Winter allerdings benötigt sie einen geschützten Platz im Haus, der nicht kälter ist als 5 °C. Die Blättchen können Sie einzeln zum Süßen verwenden.

VON DER WURZEL BIS ZUR BLÜTENSPITZE

Dem überwältigenden tropischen und subtropischen Pflanzenreichtum Südamerikas kann wahrscheinlich kaum ein Buch in der nötigen Ausführlichkeit gerecht werden. Trotz der schier unglaublichen Vielfalt haben fast alle der grünen Exoten einen wichtigen Nutzwert in den heimischen indianischen Kulturen, selbst wenn es keine ausgewiesenen Nahrungs- oder Genusspflanzen sind. Oft werden trotzdem alle Bestandteile der Pflanze verwendet: über die Wurzel bis hin zum Blatt über die Früchte bis zu den Samen.

Baumwolle

Dass auch die Baumwolle, die in der Regel als Grundstoff für die Bekleidungsindustrie wahrgenommen wird, eine der wichtigsten Heilpflanzen der Indios ist, mag vielleicht erstaunen. Die amerikanische Kulturpflanze *Gossypium barbadense* aus dem tropischen Südamerika ist ein Malvengewächs. Die beeindruckenden, meist weißen oder weiß-rötlichen Blüten zeugen von dieser Verwandtschaft. Könnte die Baumwolle womöglich bald in Südeuropa zu finden sein?

Luffa

Auch die bei uns als Luffaschwamm bekannte *Luffa operculata* enthält heilende Stoffe: Traditionelle Waschungen mit dem Schwamm führten bei Indios zunächst zu starken Erkältungserscheinungen mit Schnupfen. Anschließend aber waren sie für längere Zeit immun gegen Infektionskrankheiten. Stoffe in der Pflanze lösten eine Art Heilerkältung aus.
Luffa ist eine Kletterpflanze aus den tropischen Gegenden Süd- und Zentralamerikas. Die Schwämme sind getrocknete und von der äußeren stacheligen Schale befreite Früchte.

Mimose

Auch die Mimose genießt einen besonderen Stellenwert in der Heilkultur südamerikanischer Indios. Die sensible Pflanze klappt bei der zartesten Berührung erst ihre fiedrigen Blätter, dann den gesamten Zweig ein. Der schnelle Zuklappprozess der *Mimosa pudica* ist ein

Mimosen werden zuweilen auch als Sinnpflanzen bezeichnet.

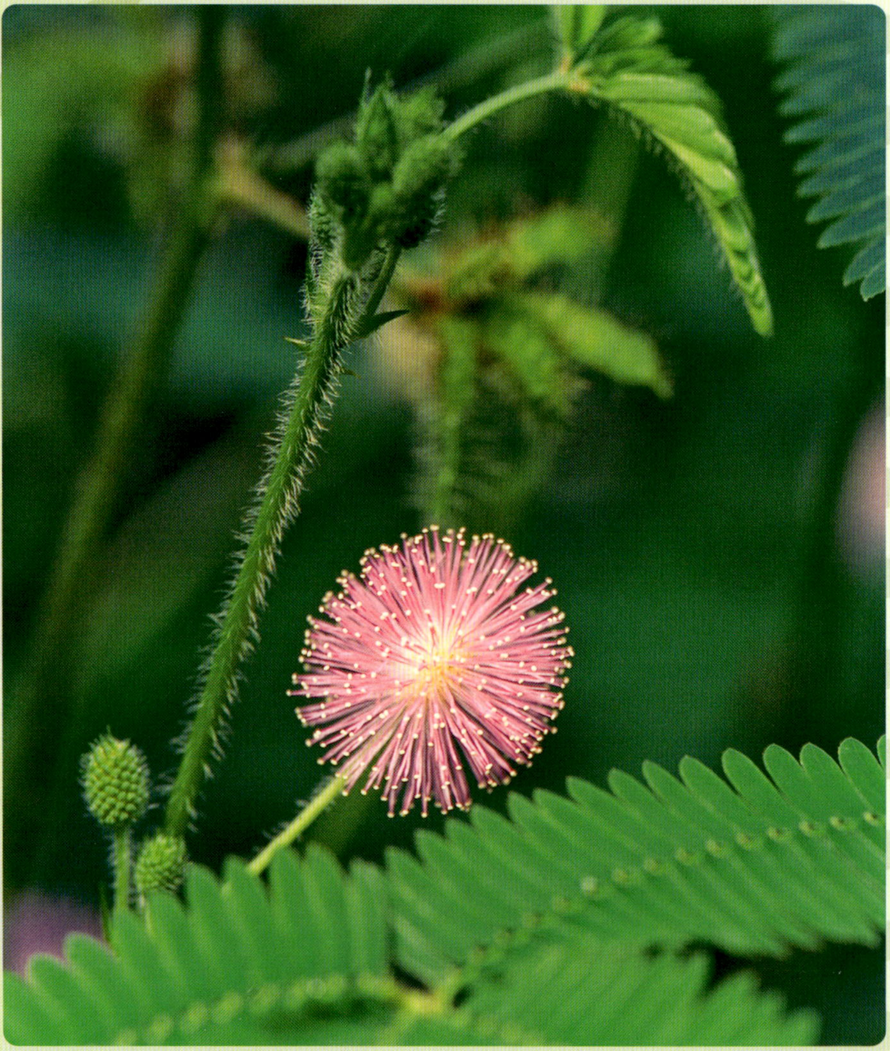

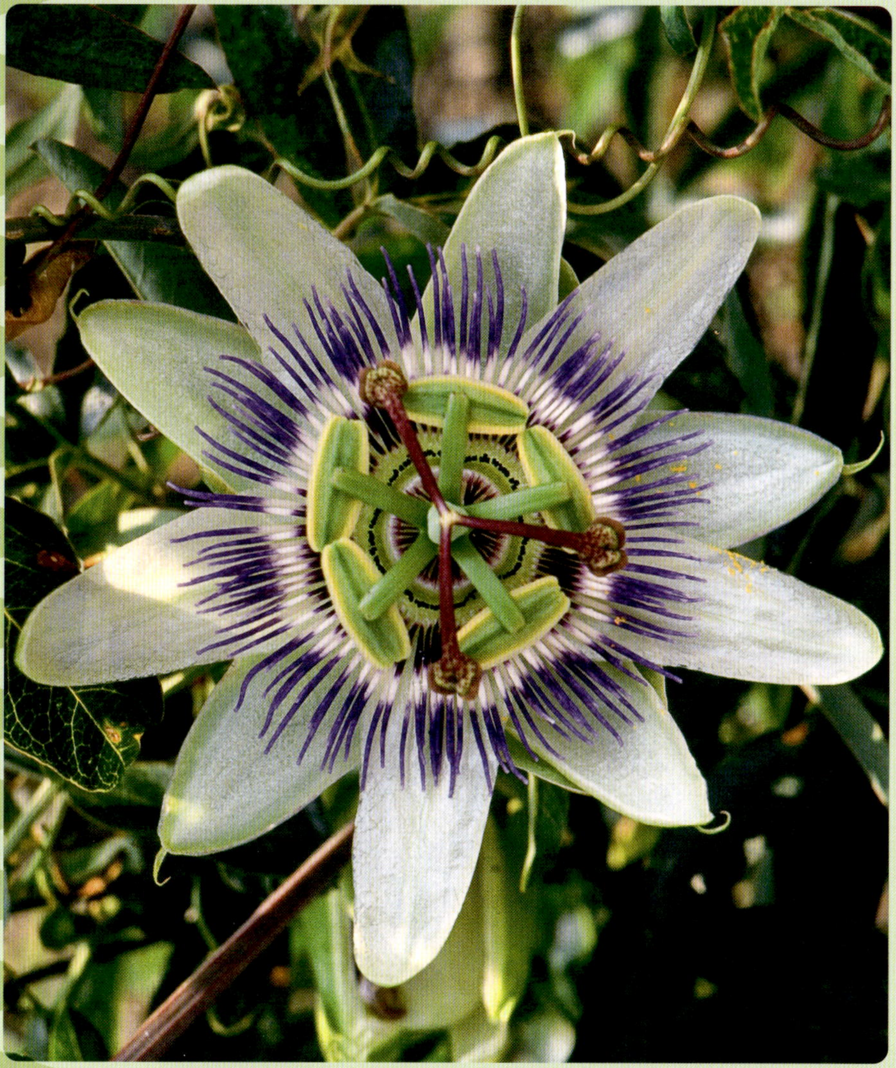

Die Blüten der Blauen Passionsblume sind ein filigranes Meisterwerk der Natur.

weltweit bekanntes Phänomen. Die Phrase „Sei doch keine Mimose" bezieht sich auf die extreme Empfindlichkeit des Empfängers. Indianische Kulturen deuteten die Bewegung der Pflanze als Müdigkeit – quasi ein Absacken der Energiereserven – und schlossen daraus, dass die zarte Pflanze mit den rosa bauschigen, filigranen Blüten eine einschläfernde Kraft in sich tragen muss. Sie verabreichten Mimosentee gegen Schlafstörungen, Nervosität und sogar Depressionen. Wie Goldmohn und Maniok galten unter das Bett gelegte Blätter und Blüten der empfindsamen Pflanze als einschläfernd. Frauen nutzten das Kraut als Mittel gegen starke Menstruation.
Vorsicht: Die Samen und Wurzeln der Mimose sind giftig!

Rankende Schönheiten und köstliche Früchte

Andere erstaunliche Blickfänger sind die Blüten der Passionsblumengewächse, die sich in warmen Klimaregionen wohlfühlen. Bei uns ist wegen ihrer exotischen Fruchtdelikatessen vor allem *Passiflora edulis* bekannt, die Maracuja und die Blaue Passionsblume *Passiflora caerulea.* Die rankenden Schönheiten aus den tropischen und subtropischen Gebieten Amerikas wurden erstmalig von indianischen Völkern kultiviert. Sie lassen sich jedoch nicht nur im Gewächshaus ziehen. In warmen Gegenden Mitteleuropas kann es durchaus gelingen, in den Genuss der Blüten und der Früchte zu kommen. An geschützten Stellen gepflanzt und im Winter sorgfältig abgedeckt, zeigt die exotische Liane ihre Reize auch hierzulande.

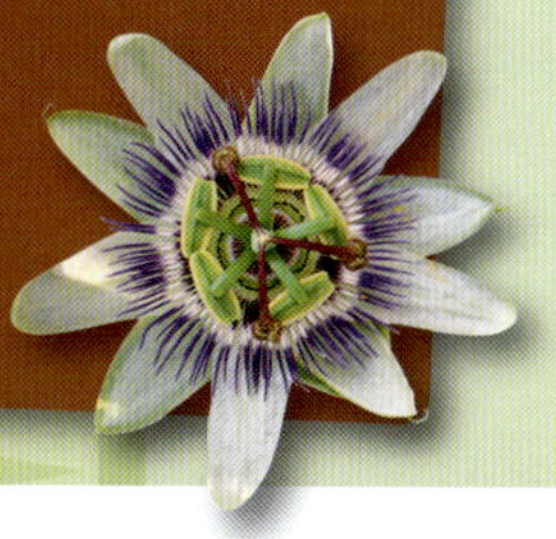

Sonnenanbeter – Pflanzen, die die Hitze lieben

Trotz gleißender Hitze, umweht von Staub und Sand, vom Wind gebeutelt und schattenlos der Sonne ausgeliefert, kann man auch in den unwirtlichsten Gegenden eine reiche Pflanzenwelt bestaunen. In Wüsten oder Steppen halten die grünen Sonnenanbeter den Gefahren der Trockenheit und der Wasserarmut trotzig stand. Die Pflanzen haben sich den extremen Standortbedingungen angepasst: Sie sind allesamt mit natürlichen Hitzeschutzvorrichtungen ausgestattet. Das kann zum Beispiel eine feine schützende Haarschicht auf den Blättern sein, eine geringe Blattoberfläche, ein besonderer Verdunstungsmechanismus oder ausgeklügelte Wasserspeichersysteme.

Sukkulenten

Meister im Wassersparen und Wasserhalten sind die Sukkulenten. So bezeichnet man Pflanzen, die in der Lage sind, besonders viel Flüssigkeit über einen längeren Zeitraum hinweg im Gewebe zu speichern. Die verschiedenen Typen von Sukkulenten haben eines gemeinsam: Sie wachsen in (zumindest periodisch) sehr trockenen und heißen Gegenden, in denen Regen Seltenheitswert hat. Ohne raffinierte Wasserspeichermechanismen hätten die ansässigen Pflanzen keine Chance zu überleben. Bis zum nächsten ersehnten Regen zehren sie von ihren Reserven. Die wohl bekanntesten Sukkulenten sind die Kakteen.

Königin der Nacht

Ein auffälliges Exemplar aus der Großfamilie der Kakteen ist die Königin der Nacht. Die Blüte der *Selenicereus grandiflorus* gilt als die schönste der Welt. Innerhalb von drei bis vier nächtlichen Stunden öffnet sich langsam Blatt für Blatt – bis alle weißen, spitz zulaufenden Blütenblätter, umrandet von kräftigeren, gelblichen Kelchblättern, gemeinsam in voller Pracht erstrahlen.

Zwei Fliegen mit einer Klappe ...

Zwar bevorzugt die Königin der Nacht im Gegensatz zu anderen Kakteen einen eher feuchten Untergrund. Trotzdem bildet die aus Mexiko stammende Blütenschönheit dornenbewehrte Triebe aus (botanisch gesehen haben Kakteen keine Stacheln, sondern Dornen). Diese schützen die Pflanze vor Fressfeinden, sie verringern wegen der kleinen Oberfläche aber auch die Verdunstung und halten Feuchtigkeit in der Pflanze.

Die dünnen, gurkenähnlichen und relativ unattraktiven Triebe wachsen zunächst in die Luft hinein. Erreichen sie festen Boden, schlagen sie ihre Wurzeln in die Erde und treiben weitere Triebe aus. Für einen Kaktus mutet die Wuchsform etwas sonderlich an – wirr verrankte Triebe schlingen sich um-, über- und untereinander –, es entsteht ein wildes, eher unansehnliches Dickicht. Mit Schönheit glänzen kann die Königin der Nacht erst, wenn sie ihre beachtlichen, nach Vanille duftenden Blüten öffnet.

Unerforschte Qualitäten

Außer mit ihren schönen Blüten kann die Königin der Nacht noch mit anderen Qualitäten auftrumpfen, die hingegen nicht so gut bekannt sind. Dabei wäre ein Biss in einen der stachligen Triebe ausreichend, um zu beweisen, dass in der Pflanze noch andere Kräfte stecken: Die Bitterstoffe ziehen die Zunge zusammen, das Herz fängt an zu rasen, Durchfall, Brechreiz und Übelkeit kommen hinzu. Typische Anzeichen für eine Vergiftung. Doch in geringen Dosen reichten indianische Stämme Tee aus Bestandteilen der „Heil-Königin" gegen Herzbeschwerden und Rheuma. Hauterkrankungen behandelten sie mit einem konzentrierten Sud.

Zwar sind die heilenden Kräfte der Pflanze wenig erforscht, doch die Wirksamkeit bei Herzproblemen ist wissenschaftlich bestätigt.

GÖTTLICHE SUKKULENTEN OHNE DORNEN

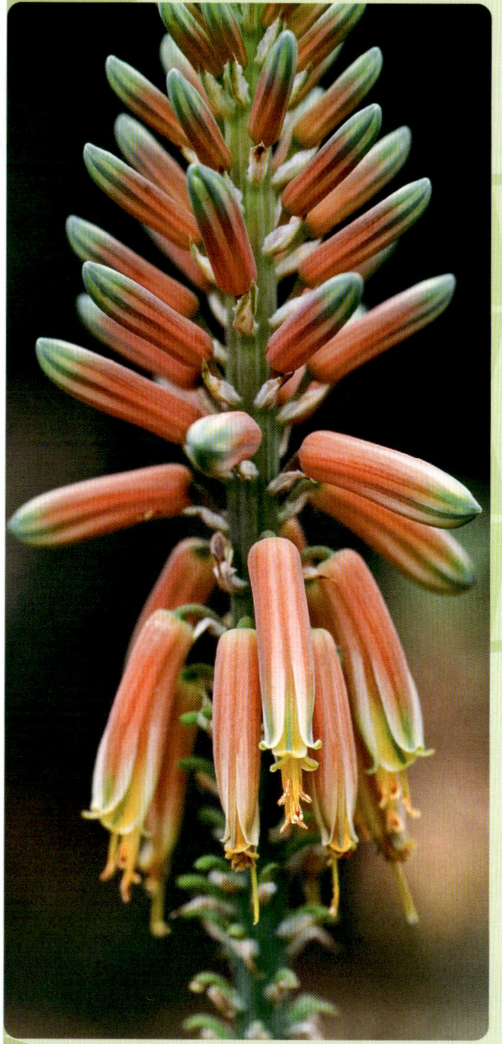

Die traubigen Blütenstände von *Aloe vera* werden 60–100 cm hoch.

Dornenlos und trotzdem sukkulent sind einige Pflanzen, die auch in Europa Rang und Namen haben. Aloe, die innerlich und äußerlich – hauptsächlich im kosmetischen Bereich – Anwendung findet, und die Agave, deren süßen Saft man in Bioläden als Zuckerersatz erwerben kann. Die zwei genannten Beispiele haben gemeinsam, dass sie unter extrem trockenen und heißen Bedingungen dank ihrer hervorragenden Wasserspeicher überleben können.

Agave

Oft verwechselt mit der Aloe wird *Agave americana*, auch Amerikanische Aloe genannt. Dabei haben die beiden Pflanzen – ein Liliengewächs und ein Agavengewächs – botanisch nichts miteinander zu tun.

Gemeinsamkeiten und Unterschiede

Äußerlich sehen sich Aloe und Agave recht ähnlich: Wie die Aloe ist die Agave eine mehrjährige Blattsukkulente. Das bedeutet, die Flüssigkeitsspeicher befinden sich in den rosettenförmig aus dem Boden herausragenden, gezähnten Blättern. Sie ermöglichen ein Überleben in sehr trockenen und rauen Gegenden. Im Gegensatz zur Aloe kann die Agave sich jedoch „Ureinwohnerin Amerikas“ nennen.

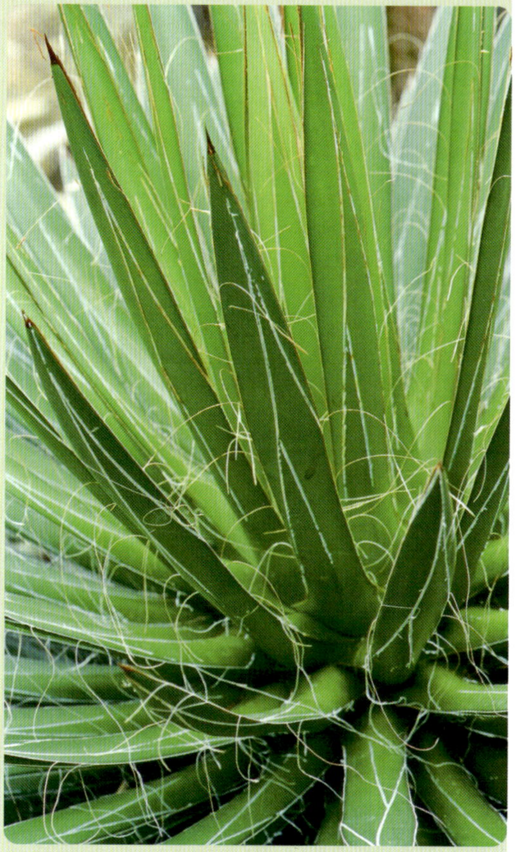

Agaven blühen nur einmal in ihrem Leben. Nach dem Abblühen stirbt die ganze Pflanze.

Das nahrhafte Süßungsmittel Agavendicksaft ist bei uns in gut sortierten Bioläden erhältlich.

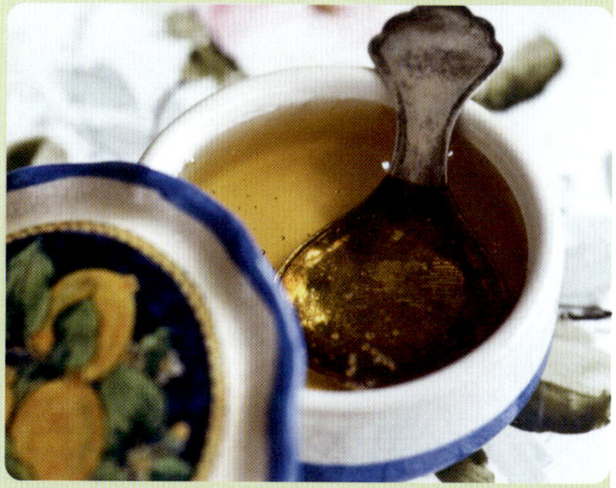

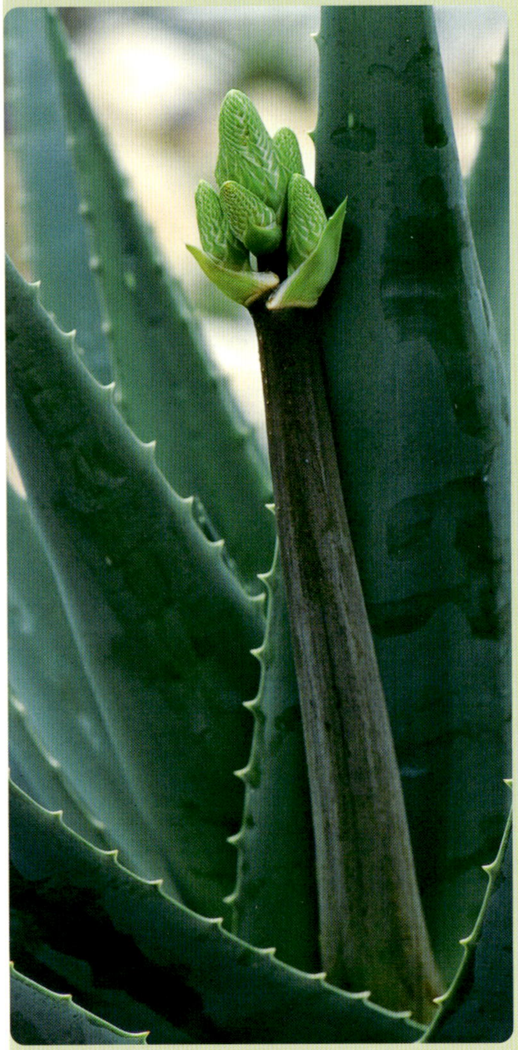

Junge Blätter der Aloe wachsen einzeln aus der Blattrosette.

Blütenwunder der Jahrhundertpflanze
Eine andere Bezeichnung lautet Hundertjährige Agave, da einige Jahrzehnte – nicht wie irrtümlicherweise angenommen einige Jahrhunderte – verstreichen können, ehe die Vielbenannte zum ersten und letzten Mal blüht. Der beeindruckende Blütenstand kann bis zu 12 m hoch werden!

In Mexiko ist die Agave ein wichtiger Teil der indianischen Kulturen. Nicht nur der weltweit bekannte Tequila ist ein Produkt aus der Blauen Agave *(Agave tequilana)*, sondern auch andere Nahrungsmittel wie Wein, Essig und ein zuckerartiger Sirup. Die Agave enthält einen großen Zuckeranteil und eignet sich als perfekte Weingrundlage. Der mexikanische Wein der Ureinwohner, Pulque genannt, war nicht nur lecker, berauschend und nahrhaft, sondern auch ein „Wein der Gottheiten", die für die Wirkungen des Honigwassers verantwortlich gemacht wurden.
Die „süße" Pflanze kann bei uns im Topf gezogen werden – Frost verträgt sie allerdings nicht und auf einen Blütenstand muss man zumeist verzichten.

Aloe

Eigentlich stammt die Aloe aus Afrika. Erst im frühen 16. Jahrhundert brachten spanische Seefahrer die Pflanze nach Amerika, wo sie sich schnell wild verbreitete. Besonders die trockenen tropischen und subtropischen Gebiete erkor sich die Aloe mit ihren fleischigen Blättern als zweite Wahlheimat. Es dauerte nicht lange, bis *Aloe vera* sich in indianischen Kulturen Amerikas etabliert hatte. Wie auch indigene Völker Afrikas, verwendeten Indios den schleimigen Saft der Aloe vor allem als Abführmittel.
Häufig findet der Saft in getrockneter Form Verwendung. Doch auch frisch war die gallertartige Flüssigkeit – das bekannte Aloe-Gel – beliebt: Als lindernde, kühlende Salbe diente sie den Indios einerseits als Mittel gegen Verbrennungen und kleinere Wunden und andererseits als kosmetisches Hautverschönerungsmittel. Die Aloe gelangte sehr schnell in den Ruf einer Allheilpflanze. Ihr wurde ein starker Geist zugesprochen, der helfen sollte, Unheil und Böses zu vertreiben. In zu großen Mengen eingenommen ist die Aloe leicht giftig – daher auch die abführende und menstruationsbefördernde Wirkung.

Unterschiedliche Bedingungen

Je nach Standort und Pflege zieht man die Aloe zur Gewinnung des Gels oder der Abführdroge: Je mehr Wasser und Dünger, desto mehr Flüssigkeit, also Gel, lagert die Pflanze ein. Wenig Wasser und karger Untergrund erhöhen dagegen die Konzentration der wirkungsvollen Bitterstoffe des Schleims, die besonders in der äußeren Blattschicht lagern. Eingenommen wird nur das innere Gel. Es gibt Berichte über „Wunderheilungen" von Krebs- und Aidserkrankungen nach Einnahme der Droge.

Pflanzen mit anderen Schutzmechanismen

Nicht sukkulente Pflanzen müssen mit anderen Schutzmechanismen gegen die zum Teil extremen Witterungsbedingungen ankämpfen. Sie haben nicht die Möglichkeit, große Flüssigkeitsmengen im Gewebe einzulagern.

Yucca

Die Yucca stammt aus der gleichen Familie wie die Agave. Sie ist ein Beispiel für Überlebenskunst unter extremen Klimabedingungen. Bevorzugt wächst sie in trockenen, steinigen Gebieten von Texas und Mexiko und verträgt enorme Temperaturschwankungen. Tagsüber prallt die Sonne auf wüstenähnliche Landschaften – in der Nacht herrschen Minusgrade. Bis zu −20 °C kann die Pflanze überstehen. Die Bezeichnung Palme ist der Yucca durch ihren charakteristischen Wuchs zugefallen. Botanisch ist dies nicht korrekt.

Die vielen Seiten der Yucca
Blätter, Stamm, Blüten und Wurzeln können frisch, gekocht oder zum Tee weiterverarbeitet genossen werden. Die Wurzeln dienten Reisenden auf langen Wanderungen unter der Sonne als leichter Nährstoff- und Flüssigkeitslieferant.
Die weißen, fleischigen Blüten sind hübsch anzuschauen und schmecken hervorragend. Eine Delikatesse, deren Geschmack an mildes Nussaroma erinnert.
Die enthaltenen Saponine besitzen eine reinigende Kraft – innen und außen. Indianer säuberten schmutzige Stoffe und Gewebe mithilfe eines Yuccasuds.
Innerlich angewendet wirkten die Saponine der Palme entgiftend und reinigend.

Tipp

Auch wir können in den Genuss einer eigenen Yuccaernte kommen. Die Pseudopalme wächst an hellen, sonnigen Standorten. Kübelpflanzen sollten im Winter frostfrei stehen. Die lilienähnlichen, wunderhübschen Blüten bereichern optisch und geschmacklich Salate und Suppen. Bei der Blatternte ist zu beachten, dass die älteren Blätter sehr bitter schmecken. Die jungen Triebe haben einen säuerlich frischen Geschmack.

Boldo

Der Boldo *(Peumus boldus)* ist ein chilenischer Baum, der in den Anden bis zu 7 m in die Höhe wachsen kann. Der immergrüne, anspruchslose Baum liebt trockene und warme Standorte in sandigem, saurem Boden. Frost verträgt er nicht.
Schon die Inkas nutzten einen Aufguss aus Boldoblättern gegen

Die glänzend eiförmigen Blätter des Boldo haben eine glatte Unterseite. Auf der Oberseite finden sich kleine Pusteln, die einen angenehmen minzig kampferartigen und leicht zimtigen Geruch verströmen.

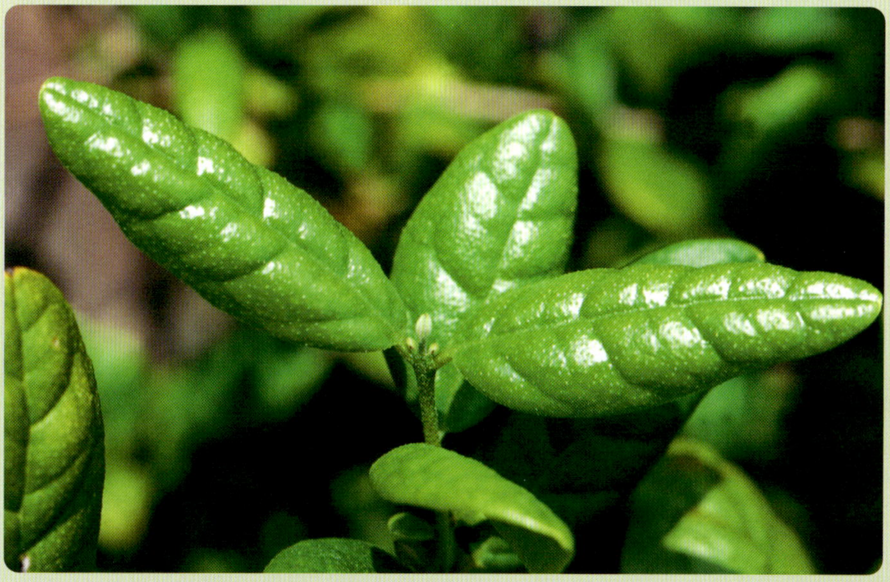

Blähungen und andere Magenleiden. Wegen harntreibender Wirkung griffen Indianer auch bei Erkrankung der Harnwege zu Boldoblättern. Übermäßige Einnahme allerdings führt zu Schwindelgefühlen und Übelkeit.

Damiana – Aphrodisiakum, Aufputschmittel, Antidepressivum

Kein Würzmittel, vielmehr ein Reizmittel, ist *Turnera diffusa*. Als Tee eingenommen übt sie eine sehr anregende Wirkung im doppelten Sinne aus: Die Inhaltsstoffe scheinen eine Potenzsteigerung zu bewirken. Daher stammt der Name Rompe camisa macho (= zerreißt dem Mann das Hemd). Wer Schlaf sucht, sollte sich aber von der Pflanze fernhalten, denn ihre aufputschenden Kräfte durchströmen den Körper weit länger als eine Stunde. Doch die Verwendung des unauffälligen Strauchs mit den winzigen gelben Blüten scheint sich dennoch zu lohnen. Gegen leichte Depressionen eingesetzt hellt die Pflanze die Stimmung auf – ähnlich wie das Johanniskraut scheint es ein sanftes Antidepressivum zu sein.

Traditionelle Verwendung in der Heilkunde
- gegen Nervensschwäche, ermüdete Muskeln und Impotenz
- zur Herstellung von Liebestränken
- zur Schmerzlinderung und Entkrampfung bei Regelbeschwerden
- gegen Husten, Bronchitis und Grippe
- für rituelle Räucherzeremonien

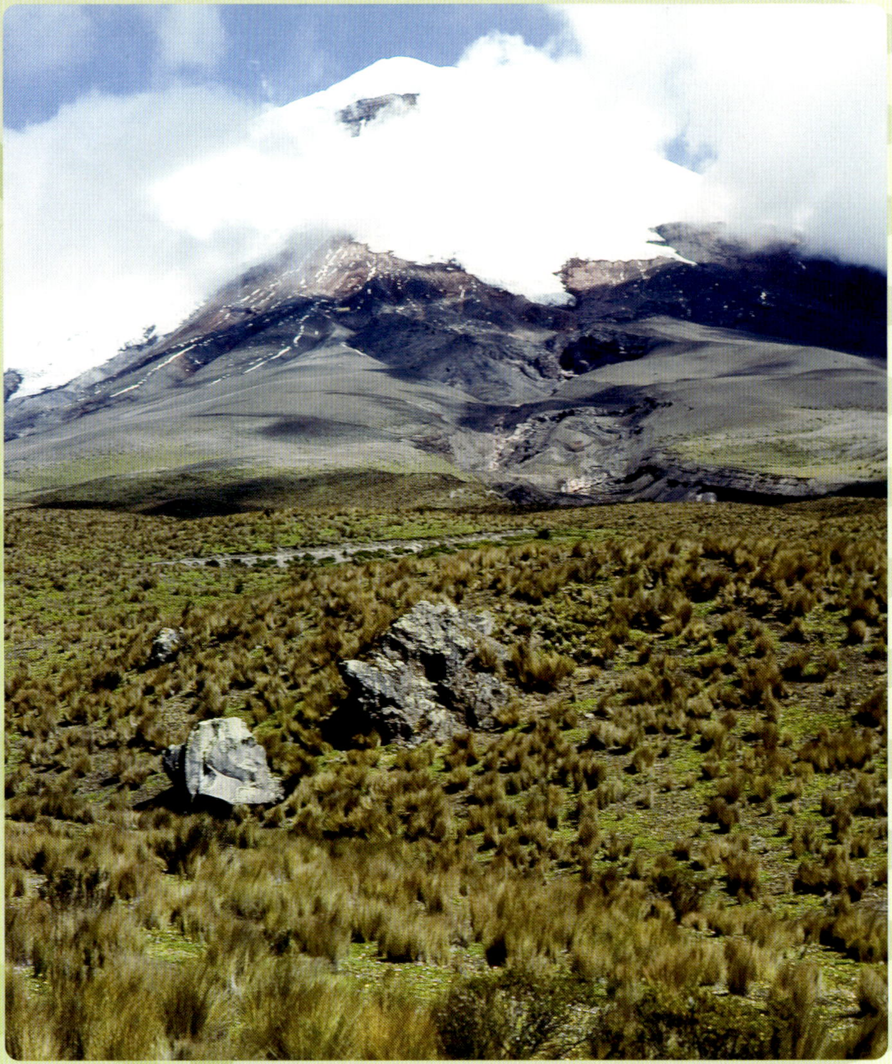
Berglandschaft Ecuadors

BERGISCHE PFLANZENWELTEN

Schwindelerregend wenig Sauerstoff, starke UV-Strahlung, kräftige Windstöße, häufig nährstoffarmer Boden und ungeschützte Standorte, Temperaturschwankungen und Trockenheit sind Faktoren, die das Pflanzenleben in Gebirgen erschweren. Doch die vielseitige Vegetation in den Bergen und Gebirgszügen beweist, dass ihre im Lauf der Evolution entwickelten Anpassungsmechanismen greifen – in den Bergen lebt eine ganz eigene und faszinierende Flora.

Maca

Bereits die Inkas verehrten die Macapflanze, *Lepidium peruvianum*, als Kraft- und Potenzmittel. Aus Angst vor der Macht der Inkas und in dem Versuch, die indianische Kultur zu brechen und zu missionieren, verboten die spanischen Eroberer Anfang des 16. Jahrhunderts den Anbau traditioneller Kulturpflanzen – so auch die Maca. Glücklicherweise überlebte die Pflanze trotz aller Vernichtungsversuche. Das krautige Gewächs wird bis heute ausschließlich in seiner Heimat Peru angebaut. Es wächst in den Anden in einer Höhenlage ab 4000 m. Der Temperaturunterschied zwischen Tag und Nacht kann dort bis zu 30 °C betragen. Die Maca ist dementsprechend eine sehr widerstandsfähige, zähe Pflanze. Sie wird von heimischen Bauern gezüchtet, die damit ihren (spärlichen) Lebensunterhalt verdienen. Indios aus Peru nannten die Pflanze Königin der Anden und sprechen ihr damit, trotz ihres unauffälligen Aussehens, königliche Eigenschaften zu. Ähnlich wie das Johanniskraut oder die Damianapflanze enthält die Maca Stoffe, die die Produktion der Geschlechtshormone Testosteron und Östrogen sowie die Blutzirkulation in der Beckengegend anregen. So erfolgt nach der Einnahme von Macabestandteilen eine wesentliche Stärkung des Immunsystems, der Potenz und der Vitalität. Heute zu Werbezwecken „Viagra der Natur" genannt, erfreut sich die energiebringende Bergbewohnerin bei peruanischen Indianerstämmen schon lange großer Beliebtheit.

Maca: vitalisierende Heilknolle

Die oberirdischen Teile der Kresse-Art schmeckten roh oder in Suppen ausgekocht und stimulierten Geist und Körper.

Die leistungssteigernden Kräfte jedoch verstecken sich in der rübenähnlichen kleinen Knolle. Frisch oder getrocknet verzehrt galt die nahrhafte und sehr gesunde Wurzel bei den peruanischen Ureinwohnern als Mittel, das Energie und Wohlbefinden gleichzeitig anregte. Andauernde Müdigkeit wie auch psychische Probleme wurden mit der Macawurzel bekämpft.

Der Geschmack der Wurzel, süßlich mit einer karamellartigen Note und einer dezenten Schärfe, in Kombination mit der enthaltenen Stärke führte zu recht unerwarteten Rezepten:

In Peru kocht man heute noch Knollenscheiben in Milch oder Wasser auf – es entsteht ein wohlschmeckender Pudding, der Körper und Geist stärken soll.

Das fermentierte Getränk aus der Macawurzel – eine Art Rübenbier, genannt Maca chicha, soll ebenfalls stärkend wirken.

Dass der Macapflanze eine ganz spezielle Kraft innewohnt, beweist ihre Fähigkeit, Nährstoffe selbst aus sehr kargem Untergrund zu ziehen: Nach der Ernte kann der Boden für einige Zeit nicht mehr landwirtschaftlich genutzt werden, da die Nährstoffe ihm komplett entzogen wurden. All die verborgenen Schätze der Erde in Reichweite der Maca werden von den kleinen Knollen aufgenommen und umgewandelt in reines „Kraftfutter" für Mensch und Tier.

Andenbewohner: Amarant, Quinoa und Lupine

Ebenso wie die Maca stammen die Kulturpflanzen Amarant, Quinoa und Lupine aus den bergischen Höhenlagen der Anden. Sie tolerieren bis zu 4000 m Höhe, vertragen Temperaturschwankungen, saure Böden, Trockenheit und heftige Winde. Die starke Sonneneinstrahlung kann die Andenpflanzen höchstens schwächen, aber nicht zerstören, und selbst von Schädlingen lassen sie sich kaum beeindrucken. Es scheint, als habe die klimatische Extremsituation die Bergpflanzen gegen alle möglichen Gefahren bestens ausgestattet.

Mateteestrauch

Der Matetee ist sicherlich eines der bekannteren Produkte aus Mittel- und Südamerika. Doch aus welcher Pflanze die aufputschende Teedroge hervorgeht, ist nur selten Teil des Allgemeinwissens: Der Mateteestrauch ist ein naher Verwandter unserer heimischen Stechpalme, *Ilex*

aquifolium. Mit den glänzenden immergrünen Zweigen und den leuchtend roten Beeren gilt der Ilex als Glückssymbol. Besonders in der kalten und tristen Winterzeit schmücken seine Zweige Haus und Garten und verbreiten ein Gefühl der Hoffnung auf die nahenden hellen Tage. In alten Zeiten glaubte man, dass die Stechpalme das Böse abwehren könne. Über dem Hauseingang angebracht galt sie als wirksamer Schutz gegen Unheil, Krankheit und böses Geistervolk.
Der amerikanische *Ilex paraguariensis* gleicht eher einem Lorbeerstrauch als der uns bekannten Stechpalme. Er gedeiht bei einer Durchschnittstemperatur von 20 °C in hoher Luftfeuchte und einer Hö-

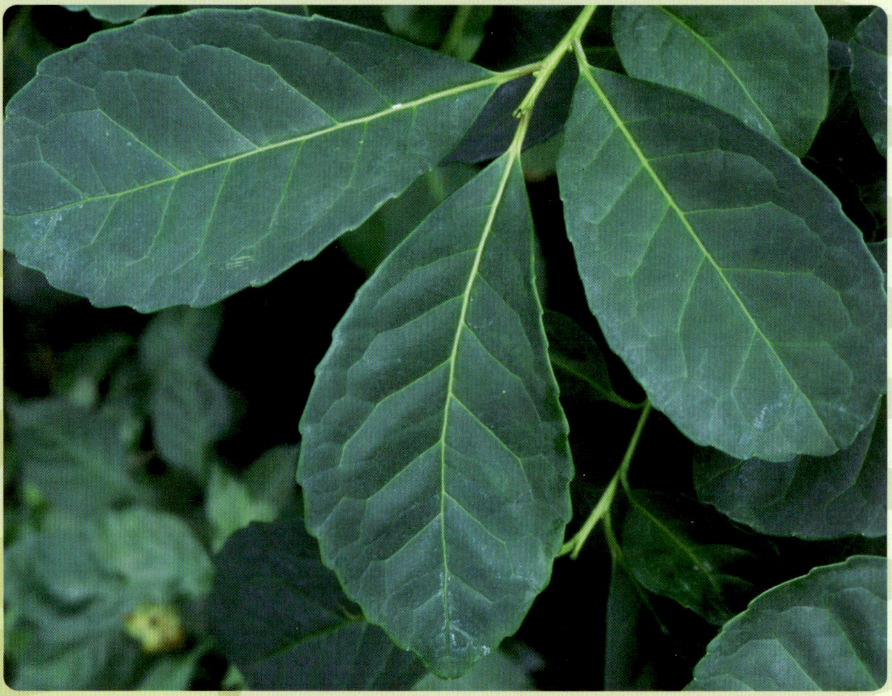

Die Art *Ilex paraguariensis* hat im Gegensatz zum bekannteren *Ilex aquifolium* nur ganz leicht gezähnte Blätter.

Das getrocknete Kraut wird mehrmals mit heißem Wasser übergossen und über den Tag verteilt durch ein Metallröhrchen mit Sieb am unteren Ende (Bombilla) getrunken.

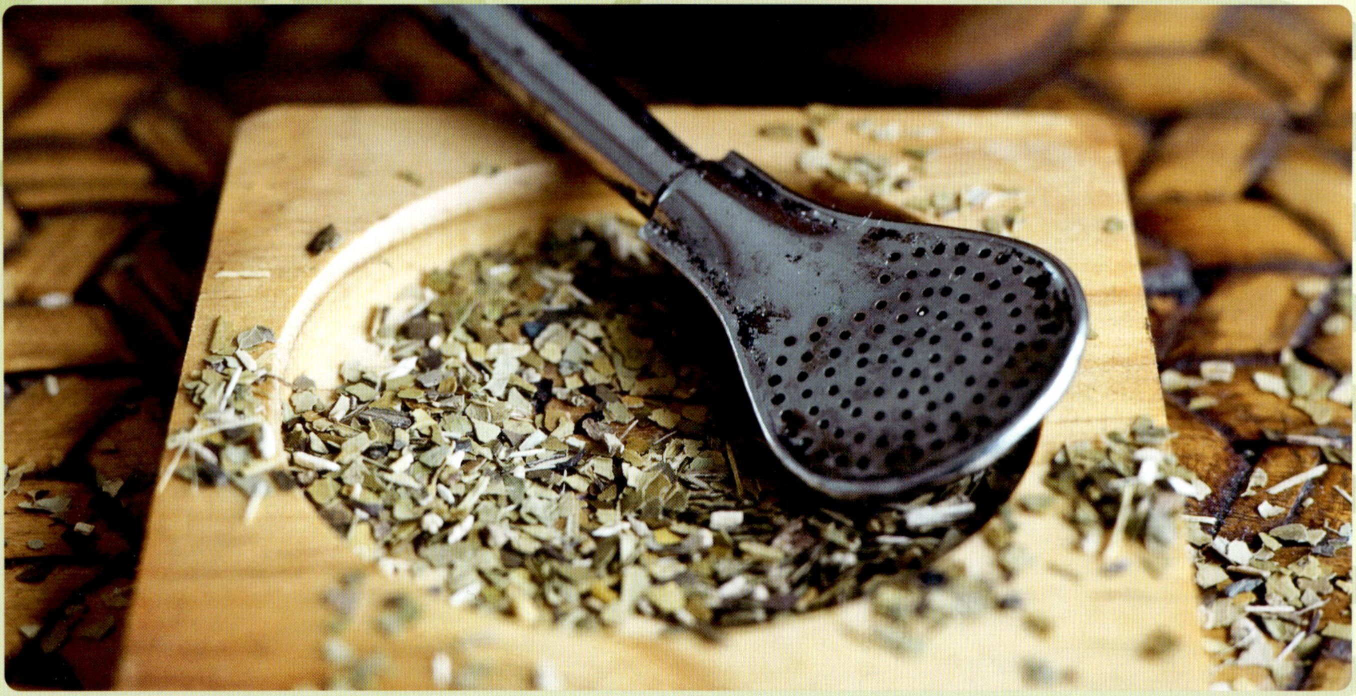

he zwischen 400 und 800 m über dem Meeresspiegel. Das tropische Klima befördert das reiche Wachstum des immergrünen Strauchs, der häufig als Untergehölz in brasilianischen Araukarienwäldern und Bergwäldern Paraguays zu finden ist.

Traditionsreiches Getränk

Das Getränk Mate hat seine kulturellen Wurzeln im Lauf der Zeiten fest in die Gebräuche und Zeremonien der Indios geschlagen. Es gibt regelrechte Gesetze und Normen, wie man wann und wo Mate zu trinken hat. Prestige, Stand und Höflichkeit lassen sich aus dem Trinkverhalten erschließen. Der Matetee reguliert und bestimmt so manche kulturelle Eigenarten. Die Wirkung ist durch den Koffeingehalt leicht anregend, ohne jedoch negativ aufzuputschen. Der vom Kaffee bekannte Absacker nach dem Energieschub bleibt nach dem Genuss des Matetränks aus.

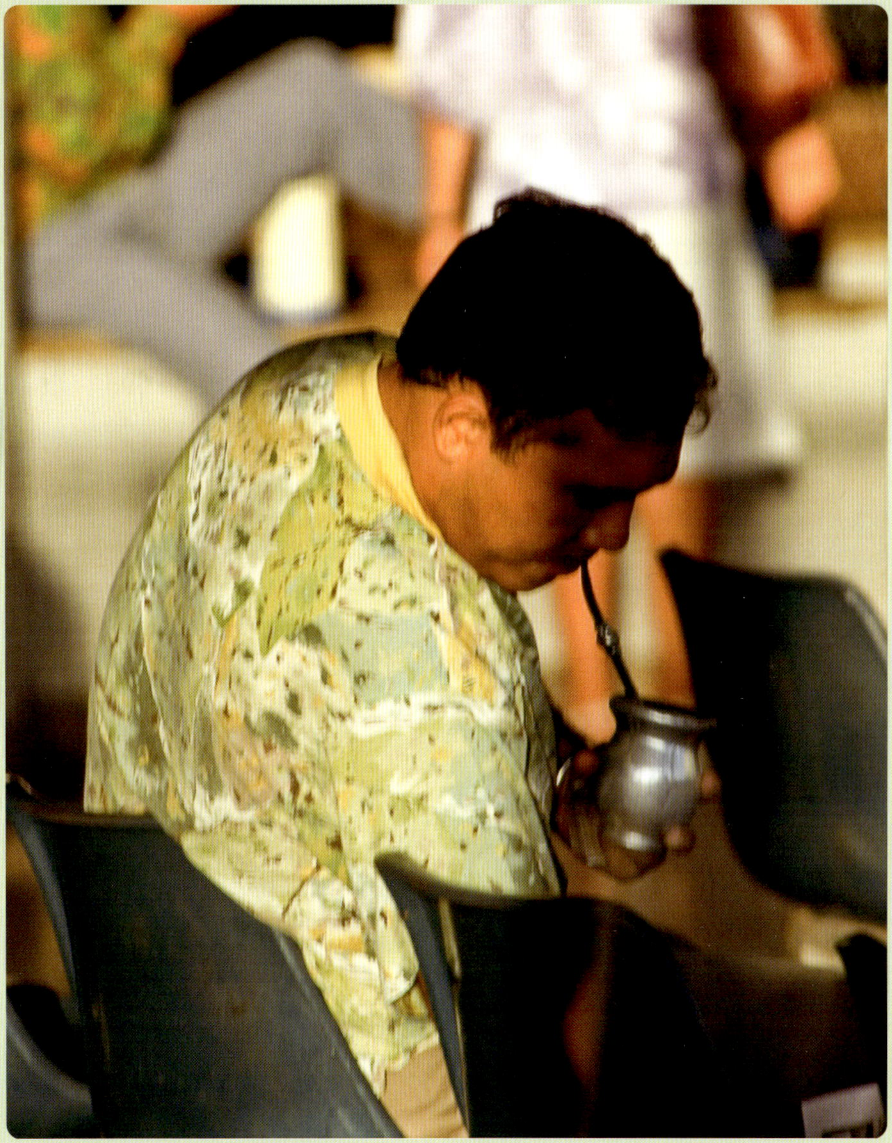

Ein Mateteetrinker in Paraguay

Heilende Kräfte des Matestrauchs
Als Heilmittel kann Mate noch mehr: Bei Kopfschmerzen, Herzproblemen, Depressionen, chronischer Müdigkeit, Blutarmut und Gicht tranken Indios den Tee als wirkungsvolle Medizin. Indios kauten die Mateblätter, um Hungergefühle zu unterdrücken.

Kapuzinerkresse

Die Kapuzinerkresse mit ihren grasgrünen, seerosenähnlichen Blättern und den leuchtenden gelben, orangen, roten, exotisch anmutenden Blüten bietet einen gewohnten Anblick in unserer Garten- und Balkonlandschaft. Viele haben schon von den langspornigen Blüten gekostet – manchmal vielleicht mit einem Zaudern, sehen sie doch mit ihren schreienden Farben irgendwie giftig aus. Dass *Tropaeolum maius* von weit her kommt – aus den Andenregionen von Peru und Bolivien –, macht die Pflanze in unseren Augen vielleicht noch wertvoller. Bedeutet es doch, dass die Kapuzinerkresse ihre Spuren auch in anderen Kulturen hinterlassen hat ...

Tipp

Die zerbrechlich wirkende Kapuzinerkresse ist eine zähe Vertreterin ihrer Art: Selbst extreme Wetterbedingungen übersteht sie schadlos und ist für den Klimawandel wahrscheinlich bestens gerüstet.

Einsatzbereiche der Kapuzinerkresse

Indios heilten mit Abkochungen aus der ganzen Pflanze Hautleiden wie Pickel, Geschwüre und äußere Entzündungen.
Als eine Art Verbindung von Gemüse und Gewürz verfeinerte die Kresse traditionelle Speisen der Indios. Sie machte die Gerichte bekömmlicher – wie Kümmel galt sie als Magenmittel – und linderte Entzündungen im Rachenraum.
Der scharfe Saft aus den Blättern findet noch heute traditionell Verwendung als Kopfschmerzmittel. Indiofrauen nutzten die Pflanzensäfte, um die Menstruation zu beschleunigen.

Ratanhiastrauch

Der Ratanhiastrauch, *Krameria lappacea*, macht einen kämpferischen Eindruck. Der kleine Strauch wird nicht höher als 1 m. Junge Zweige sind dunkelgrün mit winzigen, spitz zulaufenden, harten Blättern. Im Alter verfärben sie sich schwarz. Ähnlich dem Ginster strecken sich die stacheligen Zweige von Weitem einem Knäuel gleich in verschiedene Richtungen. Die Blüten sind dunkelrot und außen seidig grau behaart. Der eher unattraktive Strauch kommt aus den bergischen Gebieten Perus und Boliviens. Er wächst auf felsigem, kargem Untergrund in Höhen bis zu 3600 m.

Zahnpflege aus den Andenvorläufern

Die heilenden Kräfte des Ratanhiastrauchs verbergen sich in der steinigen Erde. Es ist kaum vorstellbar, dass die Wurzel des kümmerlichen Strauchs faustdick und bis zu 3 m lang sein kann. In ihr stecken entzündungshemmende Stoffe, die ihrer Wirksamkeit wegen weltweites Ansehen errungen haben. Die Indios haben es vorgemacht: Sie nutzten die verarbeitete Wurzel zur Mund- und Rachenhygiene und für die Stärkung und Verschönerung der Zähne. Die entzündungshemmenden Stoffe vermochten kleine Wunden oder empfindliches Zahnfleisch zu beruhigen. Heute wird Krameriapulver weltweit vertrieben und als reinigende Mundpflege beworben. Die steigende Beliebtheit der „Mundpflegewurzel“ ist jedoch eine Bedrohung für den Bestand der Art. Es gibt Bemühungen, die Wildbestände aufzuforsten und dem unvernünftigen Raubbau entgegenzuwirken.

Kapuzinerkresse ist in der Lage, große Flächen zu bedecken.

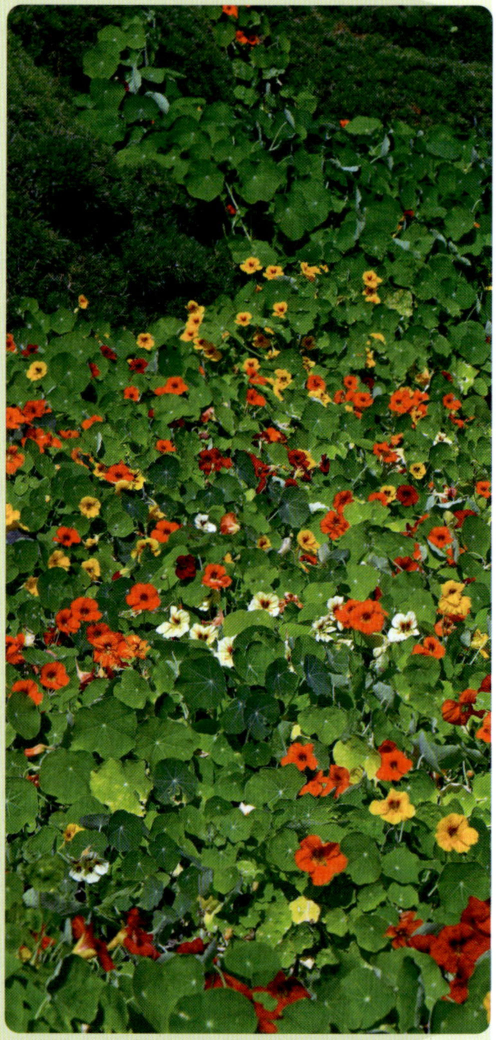

MIT DEN FÜSSEN IM WASSER – FEUCHTIGKEITSLIEBENDE GEWÄCHSE

Mit den Füßen oder, besser gesagt, mit den Wurzeln im Wasser fühlen sich bei Weitem nicht alle Pflanzen wohl. Viele Gewächse vertragen dauerhafte Feuchtigkeit, Überschwemmungen oder sumpfigen Untergrund nicht lange – ihre Wurzeln faulen und sie kümmern vor sich hin, bis sie sterben. Ebenso wie Wüsten- und Steppenpflanzen, Gebirgspflanzen und tropische Pflanzen hat die Vegetation sich im Lauf der Evolution auch hier an ihren charakteristischen Standort angepasst.

Die auffälligen dunkelbraunen Kolben des Breitblättrigen Rohrkolbens enthalten proteinreiche, sehr gesunde Pollen, aus denen eine Art Mehl hergestellt wurde.

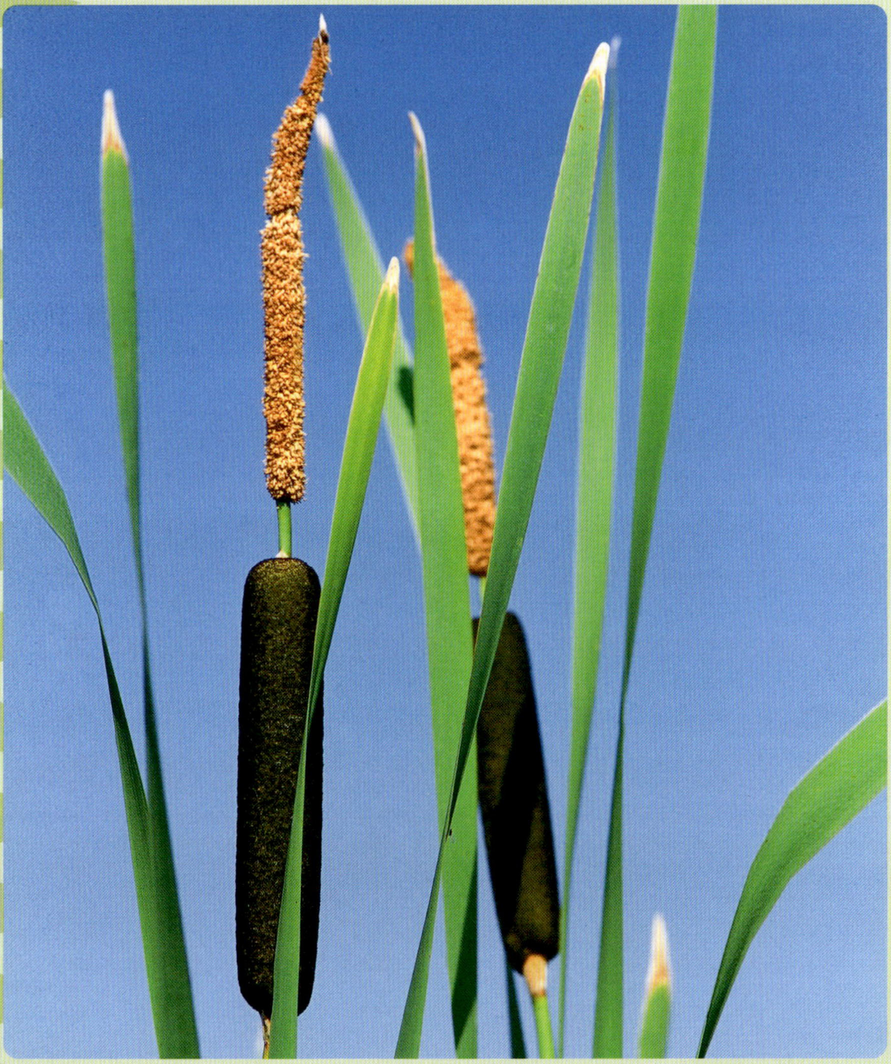

Rohrkolben

Der Breitblättrige Rohrkolben, *Typha latifolia*, ist uns als attraktive Zierstaude für Teichbepflanzungen im Niedrigwasserbereich bekannt. Doch in der Sumpf- und Wasserpflanze steckt weit mehr, als ihr schönes Äußeres vermuten lässt: Als Kosmopolit ist der Rohrkolben weltweit zu Hause und hat im Lauf der Zeiten deutliche Spuren in alten Kulturen hinterlassen. So ist er für viele indianische Völker aus Amerika ein bedeutsames Nahrungsmittel. Die Rhizome dienten ihnen gekocht oder gebacken als kohlenhydratreiche Sattmacher. Frisch gegarte Triebe und Kolben waren ein Geschmackserlebnis und verhalfen zu einer Extraportion Vitamine.

Heilige Pollen

Die Pollen des Breitblättrigen Rohrkolbens spielten eine wichtige Rolle in kulturellen Übergangszeremonien: In dem heiligen Pflanzenstoff steckte die Kraft des Lebens und der Fruchtbarkeit – daran glaubten viele indianische Stämme. Schamanen diente der rostbraune Pollenstaub als Mittel zur Segnung von Menschen und Dingen.

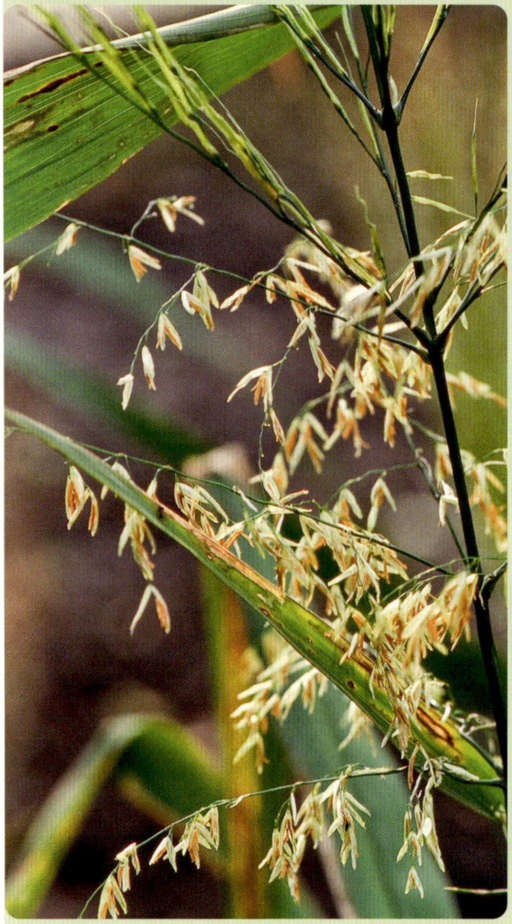

Reis ist in vielen Ländern der Welt Grundnahrungsmittel.

Wildreis

Das einjährige Süßgras *Zizania aquatica* wächst an Fluss-, See- und Teichufern des östlichen Nordamerika. Mit den kräftigen Wurzeln verankern sich die Pflanzen fest im sumpfigen Boden – bis zu 1 m tief kann die Pflanze im Wasser stehen. Die hohlen Halme wachsen bis zu 3 m in die Höhe und ragen gemeinsam mit den breiten, sich zum Wasser neigenden Blättern horstig über dem Wasserspiegel auf. Die fedrigen, leichten Rispen sind perfekt an die Windbestäubung angepasst. Ab September reifen nach und nach die Saatkörner heran.

Grundnahrungsmittel und Delikatesse

Zizania aquatica gehört zu den traditionellen Grundnahrungsmitteln einiger nordamerikanischer Indianerstämme, zum Beispiel der Chippewas. Die Erntemethode klingt archaisch: Vom Wasser aus schüttelten die Kanuten die grün-grauen, spitz zulaufenden Körner aus den Rispen. Der Indianerreis fiel in das Kanu und konnte am Ende des Erntetags dort aufgesammelt werden. Diese traditionelle und pflanzenschonende Methode wird noch heute angewendet. Während des Ernteprozesses fallen Körner ins Wasser und verbleiben bis zur Keimung im Frühjahr dort. Ein maschineller Schnitt der Rispen wäre nicht ergiebig, da die Körner nie gleichzeitig ausreifen. Es müssen immer mehrere Erntegänge erfolgen.

Pflanzen am Wasser

Pflanzen, die in direkter Nähe zu Gewässern wachsen, müssen in ihren Anlagen auf etwaige Überflutungen oder längere Feuchtigkeitsperioden eingerichtet sein. Der Sommerflieder aus Chile ist hierfür ein gutes Beispiel.

Kugel-Sommerflieder

Die Gattung *Buddleja* wird in Mitteleuropa dominant mit dem wunderhübschen Sommerflieder vertreten. Aus Mittelchina eingewandert hat er sich hierzulande fest als Bauerngartenpflanze, Rabattenstrauch und Insektenweidepflanze (nicht umsonst nennt man den Strauch auch Schmetterlingsstrauch) etabliert. Im Sommer zur Blütezeit erfreut das duftende Gehölz aus dem Fenster blickende Zugreisende – Bahngleise in praller Sonne scheinen es dem Sommerflieder angetan zu haben. Die dunkelvioletten Blüten setzen einen Farbtupfer in kärgliche Landschaften.
Eine andere Buddleja-Art, *Buddleja globosa*, stammt aus Chile und Peru. Der Kugel-Sommerflieder wächst na-

Kugel-Sommerflieder: Indios glaubten, dass der Rauch verbrannter Stängel die Macht besäße, in Verbindung mit bestimmten rituellen Zeremonien, gefährdete Beziehungen zu heilen.

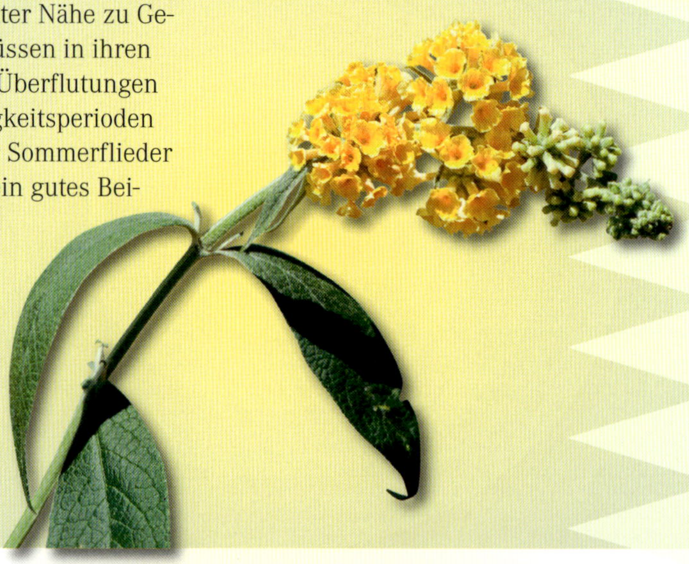

he am (manchmal auch im) Wasser oder in dauerhaft feuchten Gebieten, kann aber bis zu einem Monat Trockenheit überdauern. Der Kugel-Sommerflieder ist eine Gebirgspflanze – sie gedeiht in bis zu 2000 m Höhe und erreicht damit knapp die obere Waldgrenze. Den Namen verdankt die Bienenweide seinen durchdringend gelb-orangen, kugeligen Blütenständen. Leicht wachsig und harzig verströmen sie zur Blütezeit im Juni einen angenehmen Duft. Für Schamanen besaß der Sommerflieder noch eine ganz spezielle, verbindende Kraft: Im Feuer verbrannt verbreitete er mit dem Rauch einen angenehmen Geruch und harmonisierende Schwingungen.

Virginischer Ehrenpreis

Veronicastrum virginicum (syn. *Leptandra virginica*) ist im blühenden Zustand eine imposante, bis zu 2 m hohe Staude. Die weißen oder hellblau-violetten Blütenähren können bis zu 15 cm lang werden und ragen stolz über der grünen Blattpracht auf. Ähnlich wie beim Hanf sind die Blätter lanzettlich und leicht gesägt. Jeweils fünf bis sechs Blätter umrunden in regelmäßigen Abständen den Stängel. Auf Englisch nennt sich die Pflanze Black Root, Schwarze Wurzel. Genau genommen sind es Rhizome, die in der traditionellen indianischen Heilkunde Verwendung finden: Gegen Leberbeschwerden und Verdauungsprobleme eingesetzt, als schweißtreibendes, krampflösendes und vor allem als abführendes Mittel galt der Ehrenpreis als höchst wirkungsvoll. Die Ernte der Rhizomstücke fand im Herbst kurz vor dem Einzug der oberirdischen Pflanzenteile statt. Auch in Mitteleuropa verehrt man die Pflanze – ganz dem Namen gemäß. Im Jahr 2007 bekam sie den Titel „Staude des Jahres".

Tipp

Die beliebte Schnittblume liebt feuchten Boden in halbschattigen Lichtverhältnissen. Sie ist eine ideale Pflanze für den Gehölzrand oder lichte Waldbepflanzungen an Flüssen oder Teichrändern.

Amerikanischer Berglorbeer

Die Bezeichnung Berglorbeer für *Kalmia latifolia* führt in die Irre – womöglich könnte die Verwechslung mit dem Würzmittel Lorbeer sogar zum Tod führen, denn der Berglorbeer aus der Familie der Ericaceae ist hochgiftig und sollte auf gar keinen Fall zur Verfeinerung von Speisen verwendet werden. Ein nordamerikanischer Name lautet Lampkill und bezieht sich auf die giftigen Stoffe des Strauchs. Einigen Tiere jedoch – und dies ist erstaunlich – dienen die Blätter des Kalmiastrauchs als Nahrung. Hirsche zum Beispiel sind völlig immun gegen das Gift. Auch bei einigen wenigen Menschen zeigt das Gift laut Berichten keinerlei Wirkung.

In einigen indianischen Völkern – so sagt man – galt der Berglorbeer als Mittel zum Freitod. Das Holz jedoch konnte zu Gebrauchsgegenständen verarbeitet werden – das kräftige, biegsame Holz in dunkelbrauner Tönung eignete sich gut zur Herstellung von kleinen Werkzeugen wie Löffeln, Rührstäben oder sogar Sporen.

Aussehen und Ansprüche

Der auch Lorbeerrose genannte Strauch aus Kanada und dem Osten Nordamerikas liebt, wie alle Erikagewächse, sauren Untergrund in schattiger, feuchter Lage, gern auch am Uferrand eines Gewässers.

Die lorbeerähnlichen Blätter glänzen dunkelgrün und bieten einen hübschen Kontrast zu den zierlichen weißen bis rosafarbenen Blütenständen. Sie sehen aus wie winzige Schirmchen oder sich drehende Röcke. Ab Mai öffnen sich die dunkelrosa bis pinkfarbenen Knospen und bieten gemeinsam mit den helleren Blüten ein auffälliges Farbenspiel.

Überlebenskünstler im Überblick

Pflanze	Bodenansprüche	Temperaturansprüche
Ananas	(Sandiger) Lehmboden; bei zu viel Kalkanteil (pH über 5,5) entstehen schnell Chlorosen); verträgt keine Staunässe.	Optimum: zwischen 24 und 30 °C.
Kakao	Tiefgründig, feucht, humos; Ton- oder Lehmschichten unter der Humusschicht sind von Vorteil, da sie die Wasserhaltefähigkeit des Bodens erhöhen; Pflanze wurzelt tief!	Im Sommer etwa 30 °C, im Winter nicht unter 20 °C; liebt hohe Luftfeuchtigkeit.
Guarana	Feuchter, humusreicher Boden; Guarana verträgt keine verdichteten Böden!	Immer über 18 °C.
Maniok	Optimal ist ein lockerer, nährstoffreicher Boden; Maniok gedeiht auch unter nicht optimalen Bodenbedingungen, nur auf moorigem, sehr feuchtem Untergrund fühlt er sich nicht wohl.	Immer über 10 °C.
Stevia	Durchlässiger, sandiger Boden; kann auch auf alkalischem Boden gedeihen, wenn nötig; optimal ist ein Wechsel zwischen feuchtem und trockenem Untergrund (ähnlich wie beim Basilikum); Stevia meidet Staunässe.	Keimt nur über 22 °C, verträgt keinen Frost; Lichtkeimer!
Mimose	Lockerer und humoser Boden; verträgt keine Staunässe. pH-Wert optimalerweise leicht sauer bis neutral (zwischen 5 und 6).	Keimt nur über 20 °C; verträgt keinen Frost; Lichtkeimer! Bei Temperaturen unter 15 °C tritt ein Wachstumsstopp ein.
Baumwolle	Schwerer Boden mit hoher Wasserhaltefähigkeit; nicht sandig, nicht tonhaltig! Ansonsten sehr anspruchslos; Pflanze wurzelt sehr tief!	Keimt nur über 20 °C; Frostempfindlich! Im Sommer über 25 °C und im Winter nicht unter 10 °C.
Passionsfrucht	Humoser, fruchtbarer Boden.	Die älteren Pflanzen vertragen abgedeckt/geschützt leichten Frost; liebt Sonne und Wärme; hohe Luftfeuchtigkeit ist von Vorteil.
Königin der Nacht	Durchlässiger, schwach saurer Boden; verträgt auch feuchte Böden; im Winter Trockenruhe!	Hell und warm (besser keine volle Sonneneinstrahlung). Im Winter nicht unter 12 °C.
Aloe	Nährstoffarme, trockene Böden; verträgt keine Staunässe!	Warm, sonnig, frostfrei; keimt ab 20 °C.

Pflanze	Bodenansprüche	Temperaturansprüche
Agave	Sandiger, durchlässiger Boden; nicht zu stark wässern; anspruchslos; im Winter Trockenruhe; keine Staunässe!	Verträgt im Winter sehr kurze und leichte Frostperioden; besser über 0 °C! Im Sommer hell und warm.
Yucca	Anspruchslos; gut durchlässiger, steiniger, trockener Boden; keine Staunässe!	Verträgt Frost bis −20 °C und Hitzeperioden.
Boldo	Trockener Untergrund; sandiger, saurer Boden in der Sonne; verträgt Regenzeiten.	Verträgt leichten Frost; optimal sind allerdings warme Temperaturen.
Damiana	Geringe Bodenansprüche; trocken und felsig/steinig.	Warmes, heißes Klima; verträgt leichten Frost.
Maca	Sehr widerstandsfähig und robust; stellt keine großen Ansprüche an den Untergrund – in den heimischen Anden wächst die Maca auf nährstoffarmem, steinigem, saurem Boden. Vorsicht: Maca entzieht dem Boden sehr viele Nährstoffe und laugt ihn auf Jahre hinaus aus!	Die robuste, frostharte Pflanze verträgt niedrige Temperaturen und große Temperaturschwankungen, hohe UV-Strahlung und starke Winde.
Kapuzinerkresse	Mag feuchten, lockeren Boden mit mittlerem Nährstoffgehalt.	Fühlt sich in Temperaturen über 18 °C wohl und verträgt Temperaturschwankungen.
Rohrkolben	Ufer, Sümpfe, Moore.	Zieht im Winter ein und treibt im Frühjahr wieder aus; wächst im gemäßigten Klima.
Wildreis	Wasserrandbereich.	Gemäßigtes Klima.
Kugel-Sommerflieder	Im oder am Wasser; lockere bis lehmige Böden; kommt mit mageren Böden zurecht.	Verträgt Frost und starke Temperaturschwankungen.
Virginischer Ehrenpreis	Liebt feuchte Böden, auch an Bach- oder Flussrändern.	Gemäßigtes Klima.
Amerikanischer Berglorbeer	Saurer, feuchter Untergrund im Schatten oder Halbschatten.	Gemäßigtes Klima.

Register